PETRA REGELIN

Hanteltraining für Frauen

Den Körper formen I Die Muskeln stärken

Was Sie in diesem Buch finden

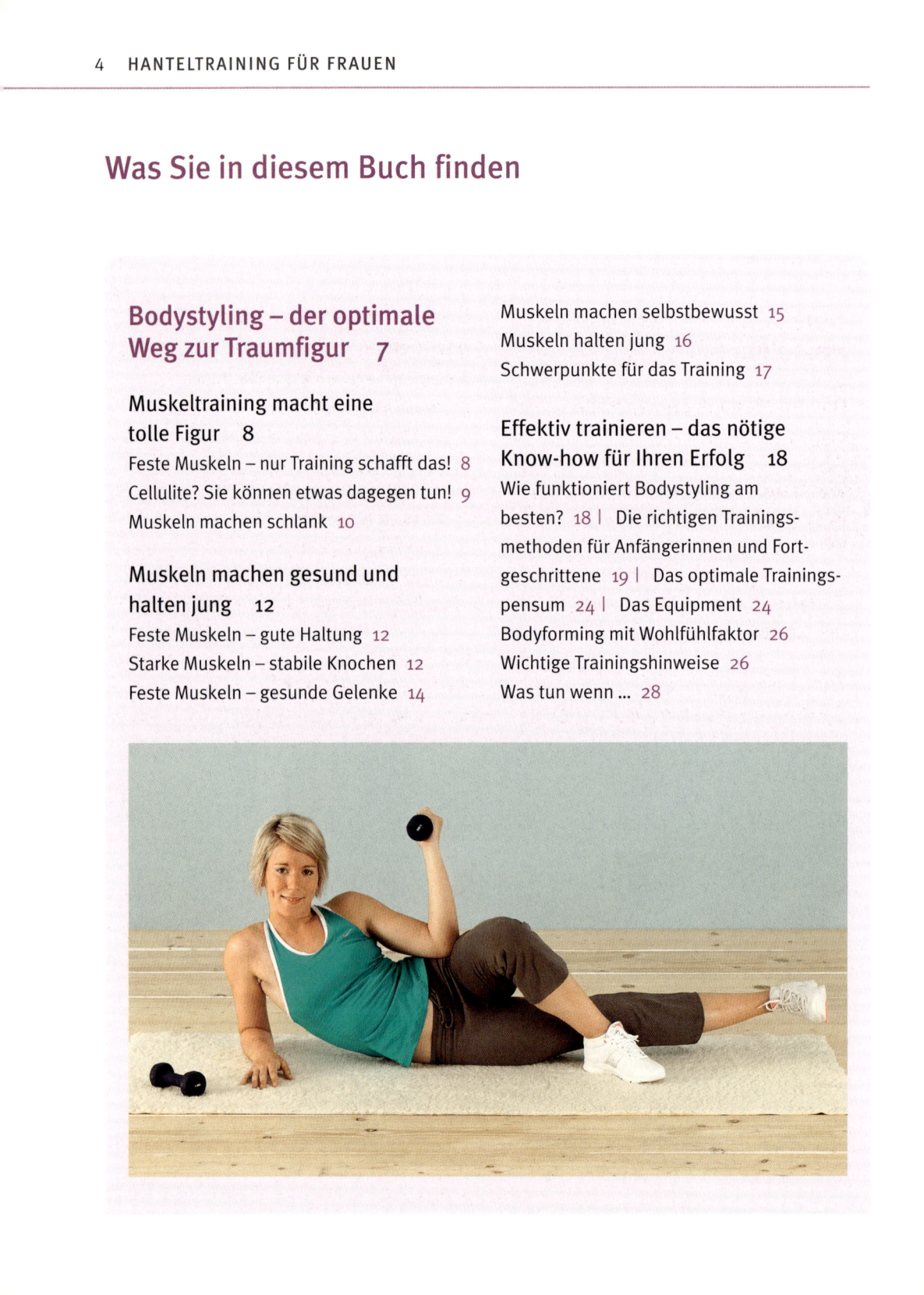

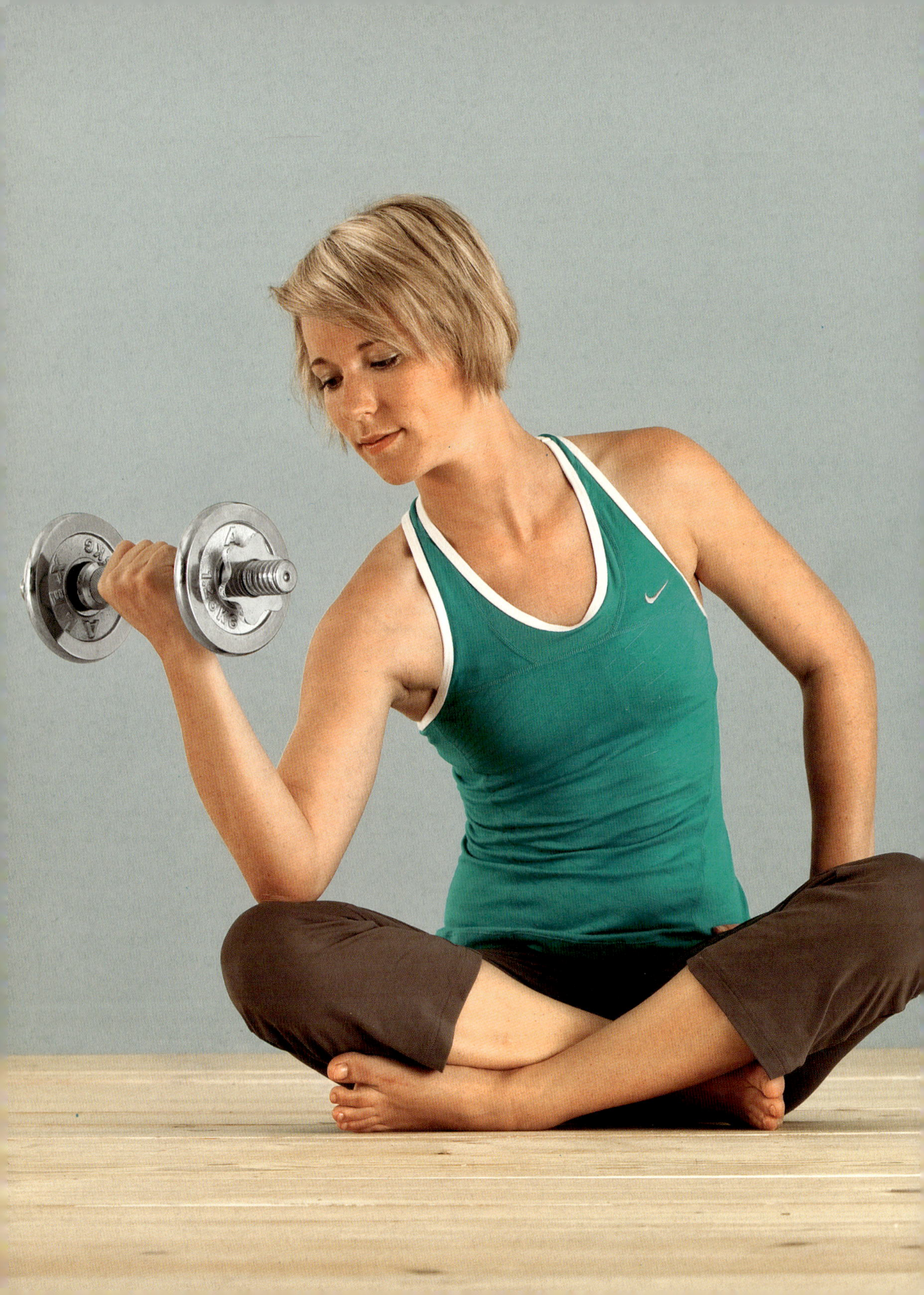

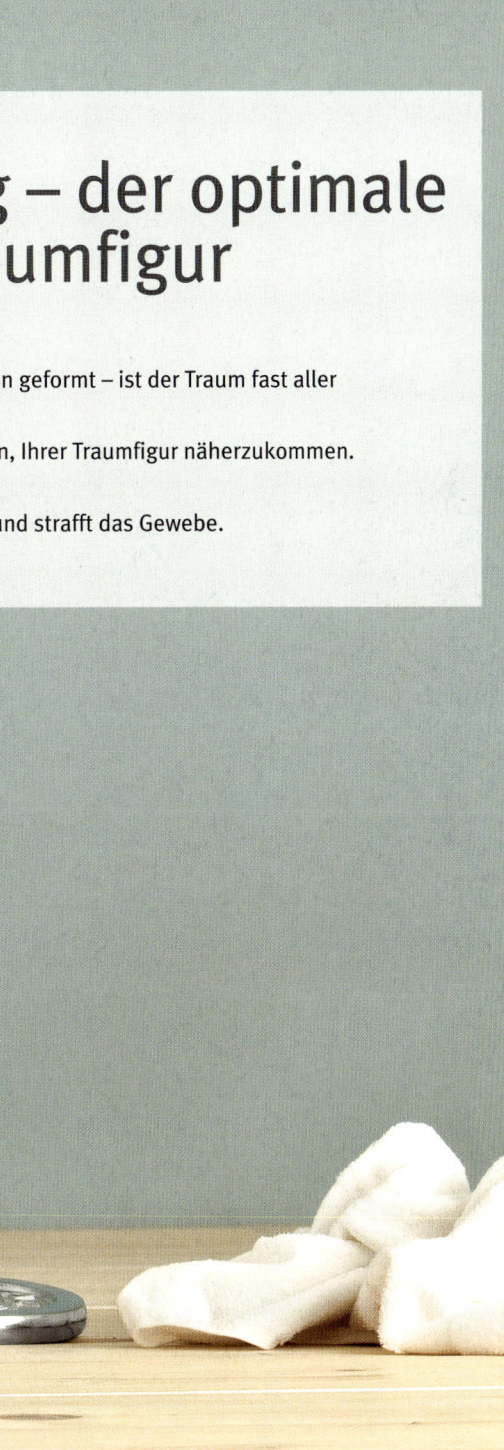

Bodystyling – der optimale Weg zur Traumfigur

Eine tolle Figur – schlank und schön geformt – ist der Traum fast aller

Frauen. Sie können etwas dafür tun, Ihrer Traumfigur näherzukommen.

Hanteltraining festigt den Körper und strafft das Gewebe.

Muskeltraining macht eine tolle Figur

Der Blick in den Spiegel lässt keinen Zweifel mehr zu: Der Körper ist nicht mehr so fest, straff und schlank, wie wir ihn gern hätten. Das Gewebe ist ein wenig schlaff geworden, die Rundungen leider etwas zu üppig. Dann wird es Zeit, aktiv zu werden, um den Body zu straffen.

Muskeltraining ist eine geeignete Möglichkeit, den Körper zu formen. Denn: Starke Muskeln bewirken straffe Körperkonturen. Die Figur wirkt insgesamt schlanker, auch wenn sich das auf der Waage nicht immer sofort bemerk-

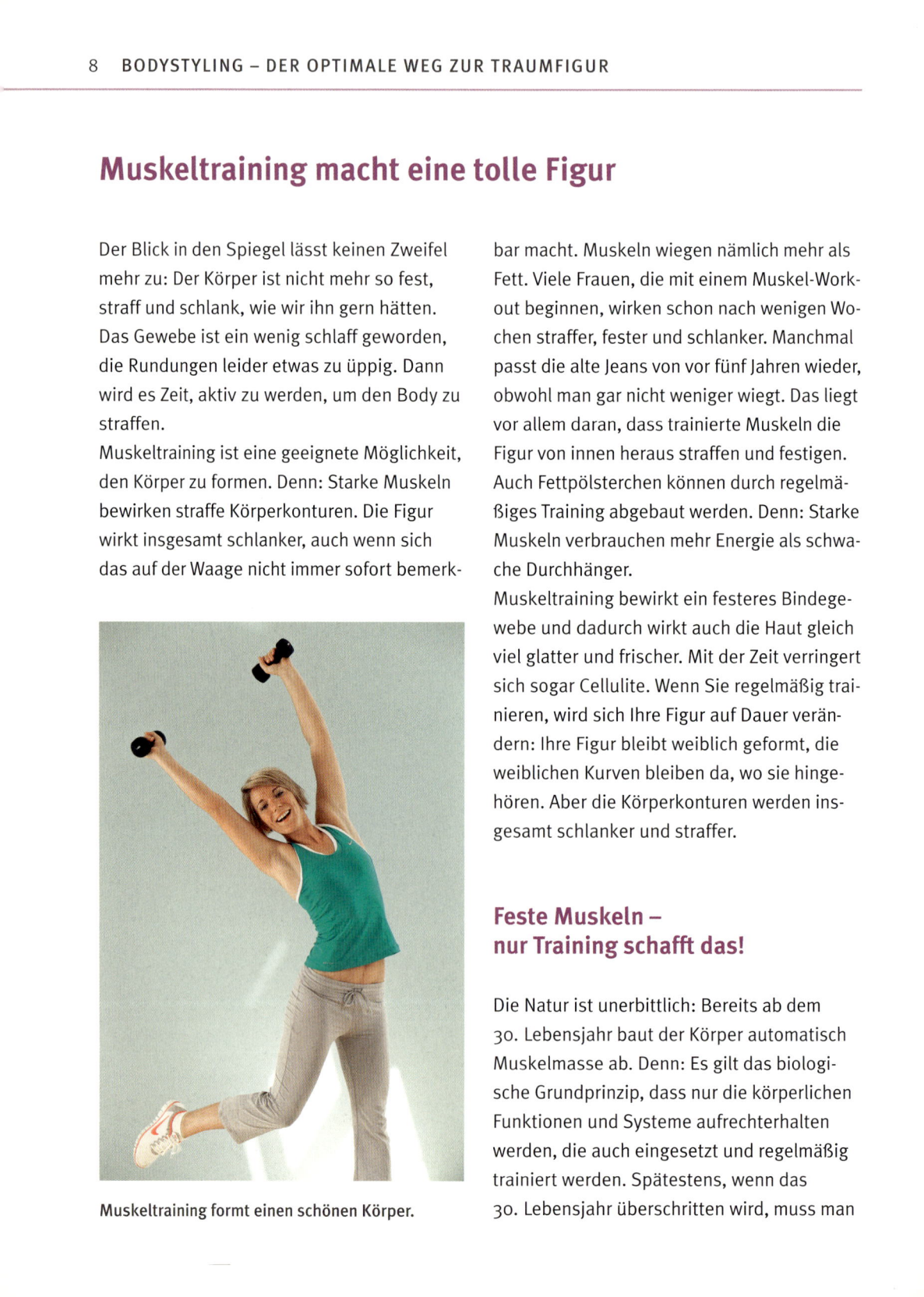

Muskeltraining formt einen schönen Körper.

bar macht. Muskeln wiegen nämlich mehr als Fett. Viele Frauen, die mit einem Muskel-Workout beginnen, wirken schon nach wenigen Wochen straffer, fester und schlanker. Manchmal passt die alte Jeans von vor fünf Jahren wieder, obwohl man gar nicht weniger wiegt. Das liegt vor allem daran, dass trainierte Muskeln die Figur von innen heraus straffen und festigen. Auch Fettpölsterchen können durch regelmäßiges Training abgebaut werden. Denn: Starke Muskeln verbrauchen mehr Energie als schwache Durchhänger.

Muskeltraining bewirkt ein festeres Bindegewebe und dadurch wirkt auch die Haut gleich viel glatter und frischer. Mit der Zeit verringert sich sogar Cellulite. Wenn Sie regelmäßig trainieren, wird sich Ihre Figur auf Dauer verändern: Ihre Figur bleibt weiblich geformt, die weiblichen Kurven bleiben da, wo sie hingehören. Aber die Körperkonturen werden insgesamt schlanker und straffer.

Feste Muskeln – nur Training schafft das!

Die Natur ist unerbittlich: Bereits ab dem 30. Lebensjahr baut der Körper automatisch Muskelmasse ab. Denn: Es gilt das biologische Grundprinzip, dass nur die körperlichen Funktionen und Systeme aufrechterhalten werden, die auch eingesetzt und regelmäßig trainiert werden. Spätestens, wenn das 30. Lebensjahr überschritten wird, muss man also aktiv werden, um die Kraft der Muskeln zu erhalten. Wenn Muskeln schwächer werden, dann hat das vielfältige Konsequenzen. Anfangs spürt man den Verlust kaum, doch im Laufe der Zeit machen sich die Folgen deutlich bemerkbar. Die Körperkonturen verlieren an Festigkeit und Straffheit, das Gewebe wird schlaffer. Gern lagert sich dort Fett ein, wo vorher feste Muskeln waren.

Doch – wer älter wird, muss nicht zwangsläufig auch schwächer und schlaffer werden. Der Kraftabbau ist vor allem eine Konsequenz von zu wenig Training. Die Muskeln bekommen zu wenig kräftigende Reize und Impulse. Wer dagegen seine Muskeln regelmäßig kräftigt, zum Beispiel durch Hanteltraining, der erhält die Muskelmasse und -kraft und dadurch auch die Festigkeit seiner Figur.

Cellulite? Sie können etwas dagegen tun!

Spätestens bei der Anprobe des neuen Rocks oder des Badeanzugs vor dem Spiegel kommen sie wieder zum Vorschein – die ungeliebten Dellen an Oberschenkeln und Po. Rund 80 Prozent aller Frauen ärgern sich mit zunehmendem Alter über ihre schlaffer werdende Haut. Der Grund: Nicht nur Muskeln werden jenseits des 30. Lebensjahres abgebaut, auch die elastischen Fasern des Bindegewebes der Haut. Mit jedem Lebensjahr verlieren wir weitere Fasern. Dieser Abbauprozess kann nicht vollständig gestoppt werden, aber man kann ihn verlangsamen und damit auch die optischen Auswirkungen ein wenig abmildern.

Aktiv gegen Cellulite

Cellulite ist Fett, das sich in dicken Trauben gegen die Haut nach oben drückt. Schuld ist die Struktur unserer Haut. Das weibliche Bindegewebe, das zwischen Oberhaut- und Unterhaut-Fettgewebe liegt, ist nämlich extrem flexibel. Die Stützen aus Kollagen und elastischen Fasern sind sehr dehnbar. Nicht ohne Grund: Denn während der Schwangerschaft muss die weibliche Haut schließlich extrem nachgeben können. Bei Männern ist das anders. Bei ihnen sind die Fasern netzartig aufgebaut und fester miteinander verbunden. Deshalb können sich die Fettzellen nicht so schnell nach oben durchschieben. Bei Frauen dagegen nutzen die Fettzellen die Nachgiebigkeit des Bindegewebes gnadenlos aus. Sie drängeln sich durch die großen Abstände nach oben und machen sich dort breit. Dann drücken sie durch die Haut und verursachen die typische Orangenhaut.

Feste Muskeln straffen die Haut

Eine Wunderwaffe gegen Cellulite gibt es nicht. Klar ist jedoch: Sport scheint die beste Methode zu sein, Cellulite zu bekämpfen und die

Haut zu straffen. Denn: Starke Muskeln unter der Haut halten die Züge glatt und frisch. Das Bindegewebe wird fester und dadurch wirkt die Haut straffer. Wer sich viel bewegt, die Muskeln kräftigt, sich möglichst fettarm ernährt und regelmäßig etwas für die Durchblutung seiner Haut tut, zum Beispiel durch Massagen oder Wechselduschen, der hat die besten Chancen, sich erfolgreich gegen die unschönen Dellen zur Wehr zu setzen.

Muskeln machen schlank

Um es gleich vorweg zu sagen: Wer sein Gewicht deutlich reduzieren möchte, wird dies allein durch Muskeltraining nur schwer erreichen können. Die besten Erfolge beim Abnehmen erlangen Sie, wenn Sie durch eine ausgewogene fettreduzierte Ernährung weniger Energie aufnehmen und gleichzeitig durch die Kombination von Ausdauer- und Muskeltraining mehr Energie verbrauchen. Durch diese Doppelstrategie haben Sie gute Chancen, eine negative Energiebilanz zu erreichen. Wenn Sie durch viel

Gut zu wissen

Der Energiemehrverbrauch durch Muskeltraining setzt sich zusammen aus:
- der Erhöhung des Grundumsatzes durch den Aufbau von Muskelmasse,
- dem Energieverbrauch während des Muskeltrainings und dem
- Energiemehrverbrauch durch Nachverbrennungs-Effekte (Afterburning).

Bewegung mehr Energie verbrennen als Sie über Essen und Trinken wieder aufnehmen, verlieren Sie automatisch an Gewicht. Aber auch mit Muskeltraining allein kann man schon eine ganze Menge erreichen.

Muskeln erhöhen den Grundumsatz

Während eines Krafttrainings verbrennt man in der Regel ein paar Kalorien weniger als beim intensiven Ausdauersport. Je nach Körpergewicht und Intensität des Trainings sind das in der Regel zwischen 200 und 300 Kilokalorien in 30 Minuten. Durch schnelles Jogging dagegen kann man bis zu 400 Kilokalorien in der halben Stunde verbrennen. Doch das Muskeltraining trägt durch einen anderen Mechanismus dazu bei, das Körpergewicht zu reduzieren und zu stabilisieren: Starke Muskeln sorgen für einen aktiven Stoffwechsel und verbrauchen dadurch viel Energie. Muskeln sind die Brennöfen des Körpers, und je mehr Muskelmasse man hat, umso mehr Energie wird auch verbrannt. Starke Muskeln sorgen für einen hohen Grundumsatz. Der Grundumsatz ist die Menge an Energie, die gebraucht wird, um lebenserhaltende Prozesse in Gang zu halten, zum Beispiel um Körperwärme zu regulieren, Atmung, Verdauung und Herzschlag aufrechtzuerhalten oder um Muskelmasse zu erhalten. Pro 500 bis 1000 Gramm Muskelmasse, die Sie sich durch das Hanteltraining aufbauen, verbrennen Sie etwa 50 Kilokalorien mehr am Tag. Aktive Sportlerinnen, die regelmäßig und intensiv etwas für ihre Muskeln tun, können ihre Muskelmasse um ein bis drei Kilogramm steigern. Das bedeutet: Sie verbrennen rund um die Uhr, 24 Stunden lang, bei allem, was sie tun, mehr Kalorien und mehr Fett als inaktive Couch-Potatoes. Insgesamt verbrauchen sie zwischen 100 und 300 Kilokalorien mehr pro Tag, allein durch die Anheizung des Stoffwechsels.

Afterburning lässt die Pfunde purzeln

Entscheidende Prozesse, die den Energiemehrverbrauch durch das Krafttraining beeinflussen, passieren nach dem Krafttraining: In der Ruhephase nach einem Power-Workout glüht der Körper sozusagen nach. Der Körper ist noch einige Stunden lang damit beschäftigt »aufzuräumen«. Stoffwechselabfallprodukte werden abtransportiert, die üblichen »Mikrotraumen« in den Muskeln müssen wieder »hergerichtet« werden. Für diese »Aufräumarbeiten« braucht der Körper mehr Energie als im Ruhezustand. Der Nachverbrennungs-Effekt erhöht nachgewiesenermaßen den Grundumsatz. Das Ausmaß und die Dauer sind jedoch abhängig von der Art und der Intensität des Trainings. Experten gehen davon aus, dass das Afterburning nach einem intensiven Kraft-Workout sogar höher ausfällt als nach einem Ausdauertraining. Insgesamt können Sie von etwa 100 Kilokalorien ausgehen, die Sie nach einem anstrengenden Power-Training durch den Afterburn-Effekt mehr verbrauchen. Auf den ersten Blick ist das nicht viel. Betrachtet man jedoch alle Mechanismen gleichzeitig, die zum Energiemehrverbrauch durch Muskeltraining beitragen, wird klar, warum es unverzichtbar ist, wenn es darum geht, Gewicht zu reduzieren.

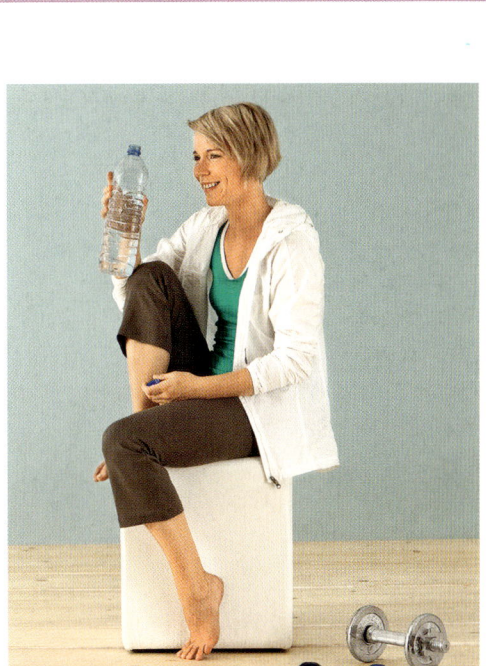

Auch nach dem Sport bleibt der Energieverbrauch noch längere Zeit erhöht.

Diät plus Sport

Beim Abnehmen bekommt der Körper weniger Energie als er verbraucht. Wenn Sie in dieser Zeit keinen Sport treiben, bauen Sie nicht nur Fett, sondern in erheblichem Umfang auch Muskulatur ab. Und wenn die Muskelmasse abnimmt, sinkt automatisch der Grundumsatz. Die Folge: Der Körper verbraucht nach der Diät deutlich weniger Energie. Das führt dazu, dass viele Menschen sofort wieder zunehmen, sobald sie wieder »normal« essen. Wer dagegen während einer Diätphase seine Muskeln regelmäßig fordert, wird keine Muskelmasse abbauen, sondern nur Fett. Dadurch bleibt der Stoffwechsel aktiv und der Grundumsatz erhalten.

Muskeln machen gesund und halten jung

Es ist nicht nur die Figur, die sich durch regelmäßiges Muskeltraining verbessert, auch die Gesundheit profitiert davon, wenn Sie Hanteln stemmen. Regelmäßige Workouts sorgen für eine gute Haltung und verhindern dadurch Rückenprobleme, Schmerzen und Verspannungen. Das Training stabilisiert die Gelenke, festigt die Knochen und hat auch positiven Einfluss auf die seelische Verfassung.

Feste Muskeln – gute Haltung

Eine gute Figur hängt nicht nur vom Gewicht ab. Eine gute, aufrechte Haltung und feste

Auch die Gesundheit profitiert vom Hanteltraining

Muskeln sind dabei oft genauso wichtig. Denn: Mit gerader Haltung geht man nicht nur aufrechter durchs Leben, man wirkt auch völlig anders. Es sind vor allem die Bauch- und Rückenmuskeln, deren Trainingszustand uns gegen den Zug der Schwerkraft aufrecht halten. Die Kraft von Rücken und Bauch entscheidet, ob wir gerade oder gebeugt erscheinen. Sind diese Muskeln schwach, dann wird bei vielen Menschen der Rücken rund, die Schultern hängen nach vorn, der Brustkorb wird eingezwängt. Diese typische Fehlhaltung hat oftmals negative Auswirkungen auf die Gesundheit und das Wohlbefinden: Die Bandscheiben zwischen den Wirbelkörpern werden auf einer Seite zusammengedrückt und können dadurch beschädigt werden. Die Gelenke werden nicht achsengerecht, sondern einseitig belastet, die Bänder werden überstrapaziert. Häufig sind Rückenschmerzen, Verspannungen und Gelenkprobleme die Folgen. Die beste Vorbeugung ist es, aktiv zu bleiben und regelmäßig zu trainieren.
Hinzu kommt: Wer aufrecht durchs Leben geht, hat eine ganz andere Ausstrahlung. Man wirkt selbstbewusster und eleganter.

Starke Muskeln – stabile Knochen

Über 200 Knochen bilden das Gerüst des Körpers, sie stützen und stabilisieren uns. Sie sind sehr stabil und fest, gleichzeitig aber auch in ihrem Inneren elastisch. Knochen brauchen diese Elastizität, damit sie trotz der manchmal sehr hohen Druck-, Zug- oder Biegebelastungen, die auf sie einwirken, nicht brechen. Unsere Knochen sind nämlich lange nicht so starr und leblos, wie man das vielleicht vermutet. In ihrem Inneren bewegt sich sehr viel – und zwar permanent.

In jedem Knochen arbeiten Knochenaufbau- und Knochenabbauzellen. Und diese Zellen sind ständig in Aktion: Während die Abbauzellen Knochengewebe auflösen, ersetzen die Aufbauzellen dieses durch neues Knochenmaterial. In jedem einzelnen unserer Knochen herrscht also Betriebsamkeit, rund um die Uhr, 24 Stunden am Tag, das ganze Leben hindurch. Der Grund für diese permanente Bautätigkeit: Frische Knochensubstanz ist stabiler als alte.

Wie es zu Osteoporose kommt

Bei erwachsenen Menschen halten sich Aufbau- und Abbauprozesse die Waage, die Knochensubstanz befindet sich in der Balance. Durch den ständigen Austausch werden jedes Jahr 5 bis 10 Prozent der gesamten Knochenmasse durch neues Material ersetzt. Das entspricht in etwa 0,5 bis 1 Kilogramm Knochensubstanz, die Jahr für Jahr vom Körper neu produziert und eingelagert wird.

Bei vielen Menschen lassen bereits ab dem 35. bis 40. Lebensjahr die Aufbauzellen in ihrer Aktivität nach, sodass mehr Knochensubstanz ab- als wieder aufgebaut wird. Die Folge: Wir verlieren Jahr für Jahr etwa ein Prozent an Knochenmasse. Was als natürlicher Abbauprozess von Knochensubstanz beginnt,

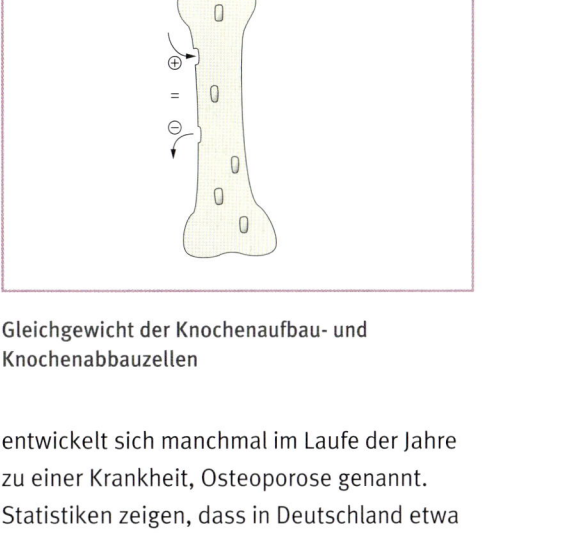

Gleichgewicht der Knochenaufbau- und Knochenabbauzellen

entwickelt sich manchmal im Laufe der Jahre zu einer Krankheit, Osteoporose genannt. Statistiken zeigen, dass in Deutschland etwa 25 Prozent der über 60-jährigen Frauen und die Hälfte aller 70-Jährigen an Osteoporose leiden.

Die Folgeschäden dieser Krankheit können eklatant sein: Oberschenkel- und Handgelenksknochen brechen, auch die Wirbelkörper brechen oft ein. Im Extremfall werden die Knochen so porös, dass bei einem Hustenanfall

Gut zu wissen

Amerikanische Wissenschaftler haben mit Frauen, die unter chronischen Rückenschmerzen im Lendenwirbelsäulenbereich litten, ein Krafttraining für die unteren Rückenmuskeln durchgeführt. Nach 20 Trainingseinheiten hatten die Frauen nicht nur 71 Prozent mehr Kraft im unteren Rücken, auch die chronischen Rückenschmerzen waren um etwa 60 Prozent reduziert.

eine Rippe oder bei einem falschen Tritt der Oberschenkelhals brechen kann.

Am häufigsten tritt die Krankheit bei Frauen während und nach den Wechseljahren auf, also um das 50. Lebensjahr herum. Verantwortlich dafür ist die geringere Östrogenproduktion des weiblichen Körpers in dieser Lebensphase. Das Hormon Östrogen hält die Knochenabbauzellen im Zaum und bremst ihre Aktivität. Wird weniger Östrogen gebildet, werden die Abbauzellen erst richtig aktiv.

Das beste Rezept für stabile Knochen

Das beste Rezept für stabile Knochen heißt Bewegen. Denn Bewegung, und zwar vor allem ein gezieltes Muskeltraining, verhindert nachweislich den Abbau von Knochensubstanz. Das hängt damit zusammen, dass die Muskeln über ihre Ausläufer, die Sehnen, am Knochen befestigt sind. Die Muskeln beginnen und enden an den Knochen. Wenn ein Muskel aktiv ist, also sich beugt und wieder streckt, dann übt das Druck und Zug auf die Knochen aus, an denen er befestigt ist. Und diese Impulse veranlassen die knochenaufbauenden Zellen, ihre Tätigkeit zu verstärken. Warum? Ganz einfach: Je stärker ein Muskel ist, desto mehr Druck übt er während einer Aktion auf den Knochen aus. Damit der Knochen diesem Druck gewachsen ist und nicht daran zerbricht, muss er sich anpassen und Substanz aufbauen. Er wird stabiler.

Ein bisschen anstrengend wird es schon, wenn Sie Ihre Knochenzellen zu mehr Aufbau motivieren wollen. Denn vor allem Krafttraining sowie bei jungen Leuten Hüpf- und Laufbewegungen und Sportarten mit schnellem Antreten und Abstoppen erhöhen die Knochendichte besonders deutlich. Ausschließlich sanftes Training, wie Radfahren in der Ebene oder Lockerungsgymnastik, hat viel weniger Einfluss auf die Knochendichte.

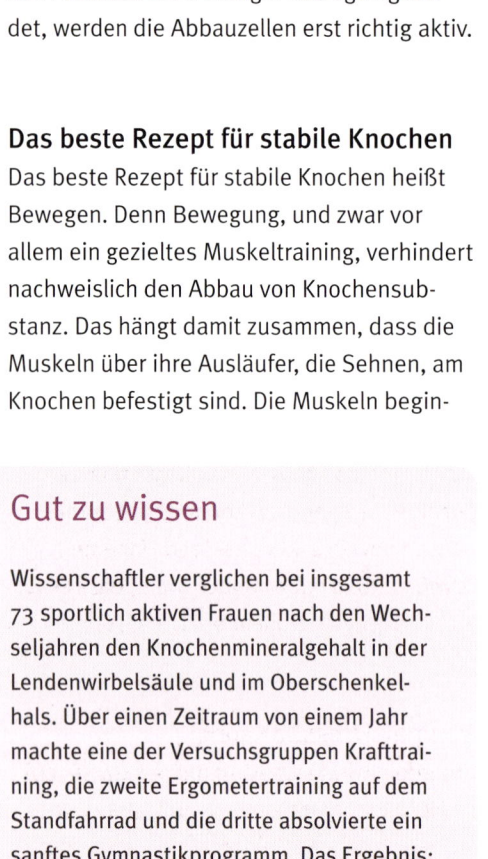

Gut zu wissen

Wissenschaftler verglichen bei insgesamt 73 sportlich aktiven Frauen nach den Wechseljahren den Knochenmineralgehalt in der Lendenwirbelsäule und im Oberschenkelhals. Über einen Zeitraum von einem Jahr machte eine der Versuchsgruppen Krafttraining, die zweite Ergometertraining auf dem Standfahrrad und die dritte absolvierte ein sanftes Gymnastikprogramm. Das Ergebnis: Nur die erste Gruppe, die das Muskeltraining absolviert hatte, konnte den Verlust an Knochensubstanz durch das Training stoppen.

Feste Muskeln – gesunde Gelenke

Feste Muskeln sorgen für gesunde Gelenke. Hanteltraining stabilisiert die Gelenke, in dem es die Muskeln rund um die wichtigen Gelenke kräftigt und aufbaut. Die Muskelmanschette führt das Gelenk während der Bewegung, hält es in Ruhe und in Aktion in der richtigen Position. Ein Gelenk, das von starken Muskeln umgeben ist, ist besser vor Verschleiß geschützt und weniger verletzungsanfällig.

Hinzu kommt, dass Bewegung hilft, den Gelenkknorpel zu ernähren und gesund zu er-

halten. Der Knorpel ist nicht von Blutgefäßen durchzogen, kann also nicht über den Blutweg ernährt werden. Die Versorgung des Knorpels mit frischen Nährstoffen übernimmt deshalb die Gelenkflüssigkeit.
Und diese wiederum bildet sich vor allem, wenn ein Gelenk bewegt wird. Bewegung hält die Gelenke geschmeidig.

Muskeln machen selbstbewusst

Vielleicht haben Sie es auch schon gespürt: Nach einem anstrengenden Workout, bei dem der Schweiß in Strömen fließt, fühlt man sich einfach gut. Spätestens unter der Dusche hat man das Gefühl, endlich mal wieder etwas getan zu haben. Der Körper ist warm und gut durchblutet. Der Kopf ist frei, die Probleme des Alltags sind verschwunden. Man fühlt sich frei, stark und selbstbewusst.
Sportwissenschaftler sind diesem »Feeling-Better-Phänomen« seit Jahren auf der Spur. Sie haben festgestellt, dass man nach dem Sport seinen Ärger nicht mehr so stark spürt. Man fühlt sich aktiv und voller Energie. Die Stimmung verbessert sich sofort, ängstliche und traurige Gefühle werden geringer. Auch langfristig wirkt sich regelmäßige Bewegung auf die seelische Balance aus. Wer auf Dauer aktiv bleibt, fühlt sich psychisch stabiler und kommt mit dem täglichen Alltagsstress besser zurecht.
Wie kommt es, dass Menschen, die regelmäßig Fitnesstraining betreiben, häufig psychisch stabiler und ausgeglichener sind? Dazu gibt es verschiedene wissenschaftliche

Gut zu wissen

Bewegung hilft selbst dann, wenn ein Gelenk bereits von Verschleißerscheinungen betroffen ist. In einer wissenschaftlichen Untersuchung wurden die Ergebnisse von elf Studien zum Nutzen von Bewegung bei einer Kniearthrose analysiert. Die Ergebnisse: Durch regelmäßige Bewegung verringerten sich die Schmerzen bei den Betroffenen zwischen sieben und 17 Prozent.

Erklärungsmodelle, die jedoch nicht eindeutig nachgewiesen sind. Möglicherweise hängt die psychische Ausgeglichenheit damit zusammen, dass Sportler sich fit und leistungsfähig fühlen. Wer weiß, dass er etwas leisten kann und spürt, dass er in der Lage ist, sein Wohlbefinden positiv zu beeinflussen, fühlt sich innerlich stark und selbstbewusst. Das Gefühl, Kontrolle über den eigenen Körper zu haben, und das Wissen, negative Stimmungen aktiv verändern zu können, gibt automatisch Power. Und wer seinen »inneren Schweinehund« überwindet, weiß, dass er auch noch viel, viel mehr schaffen kann.

Weniger Stresshormone

Außerdem wirkt sich körperliche Aktivität auf die Hormonproduktion des Körpers aus und kann auch dadurch positiv auf die Seele des Menschen einwirken. Das Hormon Noradrenalin beispielsweise wird während des Sports verstärkt ausgeschüttet. Die Konsequenz: Man fühlt sich frisch, aktiv und voller Energie.

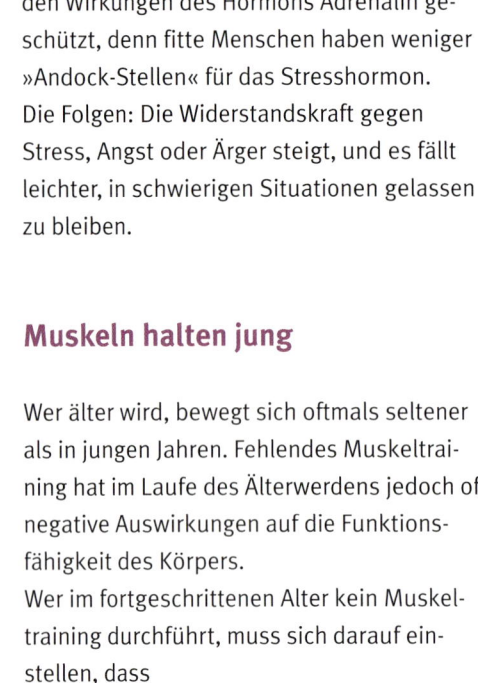

Krafttraining macht selbstbewusst.

Wer sich regelmäßig bewegt, ist besser vor den Wirkungen des Hormons Adrenalin geschützt, denn fitte Menschen haben weniger »Andock-Stellen« für das Stresshormon. Die Folgen: Die Widerstandskraft gegen Stress, Angst oder Ärger steigt, und es fällt leichter, in schwierigen Situationen gelassen zu bleiben.

Muskeln halten jung

Wer älter wird, bewegt sich oftmals seltener als in jungen Jahren. Fehlendes Muskeltraining hat im Laufe des Älterwerdens jedoch oft negative Auswirkungen auf die Funktionsfähigkeit des Körpers.
Wer im fortgeschrittenen Alter kein Muskeltraining durchführt, muss sich darauf einstellen, dass

- die Kraft der Muskeln um 1 bis 2 Prozent pro Jahr geringer wird,
- der Stand um 7 Prozent pro Jahr unsicherer wird,

- das Gehen um 5 Prozent pro Jahr langsamer wird,
- das Aufstehen vom Stuhl um 11 Prozent pro Jahr beschwerlicher wird.

Doch: Nachlassende Muskelkraft bedeutet nicht nur, dass körperliche Funktionen im Laufe der Zeit abgebaut werden. Wenn die Muskeln schlaffer werden, hat das auch Auswirkungen auf die Figur: Weniger Muskelmasse führt zu einem geringeren Energiebedarf.
Die Folge: Bei gleichbleibender Kalorienzufuhr setzt der Körper zusehends leichter Fettmasse an. Regelmäßige Workouts dagegen halten den Körper jung, fit und attraktiv. Sie verhindern, dass die Funktionsfähigkeit und die Festigkeit des Körpers nachlassen.

Trägheit lässt schneller altern

Muskeltraining beeinflusst das funktionale Alter eines Menschen. Wer regelmäßig trainiert, hält sich jung.
Das biologische und das funktionale Alter eines Menschen können teilweise sehr weit auseinanderliegen. Wer inaktiv und träge ist, kann mit 60 alt und gebrechlich sein und nach außen auch entsprechend wirken. Wer aktiv ist, kann im gleichen Alter aber auch jung, fit, attraktiv und wunderschön aussehen. Muskeltraining trägt eine ganze Menge dazu bei. Eine 60-jährige Frau, die regelmäßig ihre Muskeln trainiert, kann durchaus fitter und gesünder sein sowie schlanker und attraktiver wirken, als eine 40-Jährige, die sich kaum bewegt.

Krafttraining kurbelt die Hormone an

Hormone haben einen großen Einfluss auf unser Leben. Sie steuern körperliche Prozesse, wirken aber auch auf unsere seelische Ausgeglichenheit. Einige Hormone beeinflussen unser Aussehen, unsere Gesundheit und unsere Fitness und Leistungsfähigkeit. Andere regulieren den Muskelaufbau, die Stabilität der Knochen, die Immunabwehr und die psychische Balance.

In der Regel nimmt die körpereigene Hormonproduktion bereits ab dem 30. Lebensjahr ab. Wer jedoch regelmäßig seine Muskeln trainiert, kann den Abbau einiger Hormone stoppen und den Körper auf ganz natürliche Art und Weise anregen, weiterhin Hormone zu bilden, die den Körper und die Psyche jung und fit halten.

Beispiel Wachstumshormon

Ein Beispiel ist das Wachstumshormon, Somatotropin genannt. Es stimuliert bei Erwachsenen den Fettabbau und den Muskelaufbau. Es reguliert den Fettstoffwechsel, sorgt für die Stabilität der Knochen und für die Spannkraft der Haut.

Im Durchschnitt sinkt der Wachstumshormonspiegel im Laufe des Älterwerdens pro Lebensdekade um 14 Prozent. Doch – wenn Sie regelmäßig Ihre Muskeln trainieren – können Sie diesen Abbau stoppen. Denn: Jedes Muskeltraining bewirkt eine verstärkte Ausschüttung an Wachstumshormonen. Und – wer regelmäßig aktiv ist, kann dadurch seinen Spiegel dieses wichtigen Hormons auch im Alter konstant halten.

Schwerpunkte für das Training

Wer sicher, mobil, fit und selbstständig älter werden möchte, sollte vor allem die folgenden Muskeln trainieren:

- Die **Beinmuskeln** (ab Seite 61): Kräftige Beinmuskeln sind wichtig, um stabil und sicher stehen zu können, um vom Sitzen zum Stehen nach oben zu kommen, um Treppen steigen zu können und um große, raumgreifende Schritte machen zu können.
- Die **Arm- und Schultermuskeln** (ab Seite 42): Sie brauchen kräftige Arm- und Schultermuskeln, um schwere Lasten heben und tragen zu können und um sich im Notfall beim Straucheln abstützen zu können.
- Die **Rücken- und Bauchmuskeln** (ab Seite 70): Kräftige Rücken- und Bauchmuskeln halten uns gegen die Schwerkraft gerade und aufrecht. Wer schwache Rücken- und Bauchmuskeln hat, sinkt in sich zusammen, der Rücken wird langsam rund, die Schultern fallen nach vorn.

Mein Rat

Auch wenn Sie möglicherweise bereits Sport treiben, also zum Beispiel Tennis spielen oder walken, sollten Sie unbedingt zusätzlich ein Krafttraining in Ihren Wochenplan einbauen. Regelmäßiges Muskeltraining erhält das Muskelgewebe und sorgt dafür, dass der Kalorienverbrauch auf einem konstant hohen Level bleibt.

Effektiv trainieren – das nötige Know-how für Ihren Erfolg

Hanteltraining bringt nur dann etwas für Ihre Figur, wenn Sie mit Verstand an die Sache herangehen. Sie brauchen das nötige Know-how, um sinnvoll und effektiv zu trainieren. Sonst bleiben die Erfolge aus und Sie verlieren die Motivation.

Wie funktioniert Bodystyling am besten?

Wer seine Figur durch Hanteltraining positiv beeinflussen will, sollte wissen, wie das am besten funktioniert. Sie müssen wissen, wie viele Wiederholungen Sie machen sollten, wie lang die Pausen sein sollten und wie oft Sie in der Woche trainieren müssen, um rasche Erfolge zu erzielen. Doch vorab wollen wir mit einigen hartnäckigen Missverständnissen und Mythen aufräumen, die kursieren, wenn es um Bodyshaping geht.

Keine Angst vor dicken Muckis!

Frauen brauchen keine Angst davor zu haben, dass sie sich durch Hanteltraining in muskelbepackte, vor Kraft strotzende Bodybuilderinnen verwandeln. Das wird nicht passieren. Denn: Das Muskelwachstum hängt vom Testosteronspiegel ab. Frauen haben – im Vergleich zu Männern – deutlich weniger Testosteron im Blut. Deshalb werden sie im Normalfall selbst bei intensivem Training keine aufgeblähten Muskelpakete entwickeln. Nur wenn Frauen mit speziellen Bodybuilding-Methoden mehrere Stunden täglich an sieben Tagen in der Woche trainieren und sich zusätzlich sehr eiweißreich ernähren, kann sich

Den Körper festigen und straffen

ein Frauenkörper überhaupt entsprechend verwandeln. Hinzu kommt, dass unsere Trainingsprogramme überhaupt nicht darauf ausgerichtet sind, ein Muskeldickenwachstum zu erzielen. Es wird in erster Linie die Kraftausdauer der Muskeln trainiert, diese Methode lässt die Muskeln kaum dicker werden. Die Programme zielen darauf ab, dass die Muskeln profilierter erscheinen und dadurch die Figur gestrafft wird. Unansehnliche, dicke Muskelpakete werden Sie mit diesen Programmen garantiert nicht bekommen.

Einen gezielten Fettabbau gibt's nicht!

Leider können wir unseren Körper nicht so beeinflussen, dass gezielt an den Körperstellen Fett abgebaut wird, wo wir es gern hätten. Selbst wenn wir täglich stundenlang unseren Bauch trainieren, wir werden es nicht schaffen, dass nur dort das Fett abgebaut wird. Natürlich erreichen wir durch das Training eine Straffung und Festigung der Problemzonen, aber das Fett verschwindet nicht einfach auf Befehl an einer bestimmten Stelle. In der Regel werden die Fettdepots gleichmäßig abgebaut.

Die richtigen Trainingsmethoden für Anfängerinnen und Fortgeschrittene

Der Erfolg Ihres Bodyforming-Programms hängt vor allem von der richtigen Trainingsmethode ab. Diese jedoch unterscheiden sich, je nachdem, ob Sie Sporteinsteiger sind oder ob Sie schon seit längerem Ihre Muskeln fordern.

Sanftes Krafttraining für Anfängerinnen

Sportwissenschaftler (W.-U. Boeckh-Behrens/ W. Buskies, siehe Literaturverzeichnis) haben festgestellt, dass Bodyshaping – vor allem bei Anfängerinnen – am besten funktioniert, wenn Muskeln mit mittlerer Intensität, aber mit vielen Wiederholungen gekräftigt werden. Dabei werden pro Übung 15 bis 20, manchmal sogar 30 Wiederholungen gemacht. Das Gewicht wird so gewählt, dass Sie die Übung insgesamt als mittelschwer bis schwer empfinden. Sie beenden die Übung jedoch, bevor Sie Ihre Grenze erreichen, also lange bevor Sie die Übung wegen muskulärer Erschöpfung abbrechen müssen. In wissenschaftlichen Studien ist festgestellt worden, dass dieses sanfte Krafttraining nicht nur zu deutlichen Verbesserungen der Muskelkraft führt, auch die Körperform verändert sich dadurch nachhaltig. Frauen, die zehn Wochen lang dreimal pro Woche nach dieser Methode trainierten, hatten danach einen deutlich reduzierten Umfang an den Oberarmen, den Oberschenkeln und der Taille. Insgesamt reduzierte sich der Körperfettanteil während dieser zehn Wochen. Und dies umso deutlicher, je höher der Körperfettgehalt vor Beginn des Trainings war.

Ein weiterer Vorteil der sanften Bodyforming-Methode ist, dass die Verletzungsgefahr bei dieser Methode gering ist. Wenn Sie nicht mit größtmöglichem Gewicht trainieren und die Übung beenden, bevor Sie an Ihre Grenze kommen, können Sie die Bewegungen während der gesamten Übungsdauer gut kontrollieren und steuern. Sie können langsam und

Das optimale Bodyforming-Training für Anfängerinnen

- Machen Sie 15 Wiederholungen pro Übung pro Durchgang.
- Machen Sie insgesamt 2 Durchgänge.
- Legen Sie dazwischen eine Pause ein, in der Sie die Muskeln lockern und durchbluten (30 Sekunden bis 3 Minuten lang).
- Trainieren Sie mit einem Hantelgewicht, das Sie als mittelschwer bis schwer empfinden. Steigern Sie das Hantelgewicht mit fortschreitender Übungsdauer, wenn Sie merken, dass das »Anfangsgewicht« Sie nicht mehr ausreichend fordert, wenn Sie das Gewicht also im Laufe der Zeit als leicht empfinden.

konzentriert üben und müssen die Hantel nicht mit Schwung in die Höhe stemmen. Und das ist gut so, denn dabei schleichen sich leicht Technikfehler ein, die zu Überlastungen oder sogar zu Verletzungen führen können. Trainingsanfängerinnen sollten deshalb immer nach der sanften Kraftmethode trainieren. Denn: Muskeln, Bänder, Sehnen und Gelenke brauchen Zeit, um sich an die neuen und ungewohnten Belastungen anzupassen. Wer in dieser Anpassungsphase den Körper zu hoch belastet, geht das Risiko ein, sich zu überfordern oder sogar zu verletzen.

Pausen machen stark

Es ist wichtig, zwischen den beiden Durchgängen eine Pause zu machen. Wie lange Sie die Pause machen, hängt von Ihnen selbst ab, zwischen 30 Sekunden und 3 Minuten ist alles erlaubt. Lassen Sie Ihr Körpergefühl entscheiden. Beginnen Sie mit der nächsten Belastung erst, wenn Sie mental bereit sind und sich wieder fit, ausgeruht und voller Energie fühlen! Bei der Dauer der Pause gilt die Regel: Je intensiver die vorangegangene Belastung war, desto länger sollte die Pause dauern. Werden die Pausen jedoch durch ewiges Herumsitzen zu lang, kühlen Körper und Muskeln schnell aus und werden anfällig für Verletzungen. Sind die Pausen zu kurz, ermüdet der Körper und die Leistung bricht ein.

Die Pausen dienen der aktiven Erholung. Sie sollten die Muskeln, die Sie vorab trainiert haben, in den Pausen gut auslockern. Das fördert die Durchblutung und hilft, die Stoffwechselabfallprodukte, die während der Belastung entstanden sind, über die Blutbahn abzutransportieren.

Vielfältigkeit für Fortgeschrittene

Für Fortgeschrittene darf es beim Hanteltraining ruhig ein bisschen mehr sein – und vor allem sollte es vielfältiger werden. Wenn Sie regelmäßig üben, hat sich Ihr Körper nach etwa acht Wochen an die Belastungen durch das Hanteltraining gewöhnt. Wer nun ausschließlich bei der Anfängermethode des sanften Krafttrainings und bei immer den gleichen Gewichten bleibt, wird den erreichten Status – sowohl was die Kraftleistungen des Muskels als auch was die Bodyforming-Effekte betrifft – zwar halten, aber nicht mehr zusätzlich verbessern können.

Fortgeschrittene Sportlerinnen, die mehr wollen, müssen nun vor allem vielfältiger trainieren. Im Folgenden sind einige Trainingsmethoden und Power-Techniken für Fortgeschrittene aufgeführt, die dafür sorgen, dass das Hanteltraining auf Dauer spannend bleibt und dass Sie auch nach der Eingewöhnungsphase noch Erfolge feiern können. Am besten ist es, wenn Sie die verschiedenen Methoden und Techniken in Ruhe ausprobieren. Dann sollten Sie ein Trainingsprogramm für sich zusammenstellen, das möglichst vielfältig ist und die Muskeln immer wieder in etwas anderer Form herausfordert und trainiert.

Zum Beispiel: Am Montag trainieren Sie nach der Methode des sanften Krafttrainings, mittwochs fordern Sie sich durch ein anstrengendes Hypertrophietraining und am Samstag wenden Sie die Power-Technik der maximalen Wiederholungszahl an.

So bleibt das Training abwechselungsreich und spannend und Ihre Muskeln werden immer wieder neu und anders belastet und herausgefordert.

Hypertrophietraining lässt die Muskeln wachsen

Fortgeschrittene Sportlerinnen brauchen im Laufe der Zeit neue Herausforderungen. Eine Möglichkeit, sich stark zu fordern, ist das Hypertrophietraining. Bei dieser Trainingsmethode wählen Sie ein Gewicht für das Training aus, bei dem Sie eine Übung maximal 8- bis 12-mal durchführen können. Wenn das Gewicht und die Übung so schwer sind, dass nach diesen 12 Wiederholungen eine 13. Wie-

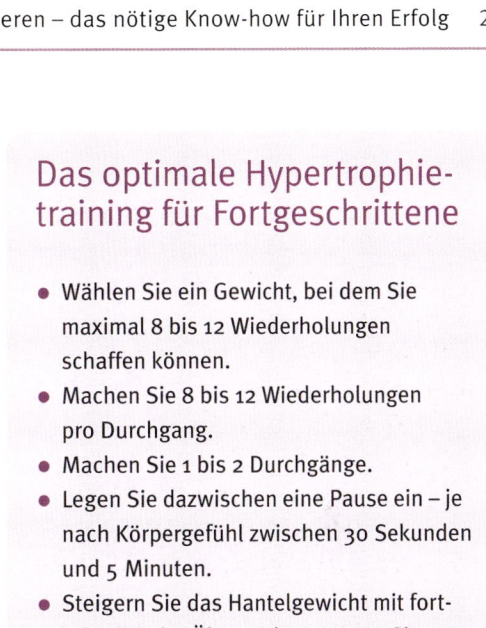

Das optimale Hypertrophietraining für Fortgeschrittene

- Wählen Sie ein Gewicht, bei dem Sie maximal 8 bis 12 Wiederholungen schaffen können.
- Machen Sie 8 bis 12 Wiederholungen pro Durchgang.
- Machen Sie 1 bis 2 Durchgänge.
- Legen Sie dazwischen eine Pause ein – je nach Körpergefühl zwischen 30 Sekunden und 5 Minuten.
- Steigern Sie das Hantelgewicht mit fortschreitender Übungsdauer, wenn Sie merken, dass das »Anfangsgewicht« Sie nicht mehr ausreichend fordert, wenn Sie also mehr als 8 bis 12 Wiederholungen schaffen können.

derholung nicht mehr möglich ist, dann führen Sie ein Hypertrophietraining durch. Diese Trainingsmethode für Fortgeschrittene lässt die Muskeln wachsen und ist deshalb vor allem für diejenigen geeignet, die sich einen insgesamt kräftigeren und strafferen Körper wünschen.

Power-Techniken für Fortgeschrittene

Diese Power-Techniken intensivieren das Muskeltraining und machen es anstrengender und herausfordernder.

Sie eignen sich für Sportlerinnen, die sich fordern wollen und die keine gesundheitlichen Probleme haben. Probieren Sie diese Techniken zunächst vorsichtig aus. Wenn Sie merken, dass sie noch zu schwer für Sie sind, dann lassen Sie sie zunächst weg. Auch wenn Sie spüren, dass Sie aufgrund der Erschwernis nicht mehr ruhig und kontrolliert üben können, ist es für das intensive Training noch zu früh.

Sie sollten darauf achten, dass Sie die Übungen immer langsam und kontrolliert durchführen. Wenn Sie die Übungen nur mit Schwung schaffen, weil die Kraft des Muskels noch nicht ausreicht, dann lassen Sie die Spezialtechniken erst einmal weg.

Power-Technik 1:
Maximale Wiederholungszahl

Bei dieser Power-Technik beenden Sie einen Satz nicht, nachdem Sie eine festgelegte Zahl an Wiederholungen durchgeführt haben, sondern Sie schließen den Durchgang erst ab, wenn der Muskel erschöpft ist. Eine weitere Wiederholung der Übung wäre nicht möglich. Nach einer Pause wiederholen Sie den Satz mit der gleichen Technik.

Power-Technik 2: Bewegung verkürzen

Um diese Power-Technik durchführen zu können, brauchen Sie ein gutes Körpergefühl. Sie müssen spüren können, innerhalb welcher Bewegungsamplitude die Anspannung des Muskels am größten ist.

Probieren Sie es gleich aus: Nehmen Sie eine Hantel in die rechte Hand, beugen Sie den Ellbogen und führen Sie den Unterarm langsam in Richtung Oberarm. Und dann den Unterarm langsam wieder ausstrecken. Wiederholen Sie die Bewegung ein paar Mal. Und spüren Sie, in welchem Bewegungsraum die Muskelspannung am höchsten ist. Das ist gut! Nun verkleinern Sie die Bewegung und führen Ihren Unterarm nur noch innerhalb der Bewegungsamplitude auf den Oberarm zu und wieder weg, in der Sie die Muskelspannung am deutlichsten spüren.

Merken Sie, dass die Bewegung zwar kleiner und kürzer geworden ist, die Muskelanspannung jedoch größer?

Power-Technik 3:
Bewegung durch Stopps unterbrechen

Bei dieser Technik für Fortgeschrittene machen Sie aus einer fließenden Bewegung eine rhythmische. Sie unterbrechen die Bewegung einmal, zweimal oder sogar dreimal, stoppen ganz kurz und fahren danach mit der Bewegung fort. Diese Technik können Sie sowohl in der Phase anwenden, in der Sie den Muskel beugen, als auch in der Phase, in der Sie den Muskel wieder strecken.

Am besten, Sie probieren diese Power-Technik gleich aus: Nehmen Sie wieder eine Hantel in die rechte Hand und halten Sie den rechten Arm mit ganz leicht gebeugtem Ellbogen am Körper etwa auf Höhe der Hüften. Nun beugen Sie den Ellbogen und bewegen gleichzeitig den Unterarm nach oben in Richtung Oberarm.

Nach ein paar Zentimetern stoppen Sie die Bewegung, ganz kurz anhalten, dann weiter fortführen. Noch einmal stoppen, kurz halten und dann erst den Unterarm bis nach oben führen. Genauso auf dem Rückweg: Machen Sie die Bewegung im Dreierrhythmus, wenn Sie also den Unterarm nach unten führen, zwei kurze Stopps.

Das optimale Bodyforming-Training für Fortgeschrittene

2- bis 3-mal pro Woche Kraftausdauertraining

- Machen Sie 15 bis 20 Wiederholungen pro Übung pro Durchgang.
- Machen Sie insgesamt 3 Durchgänge.
- Legen Sie dazwischen eine Pause ein, in der Sie die Muskeln lockern und durchbluten (30 Sekunden bis 3 Minuten lang).
- Trainieren Sie mit einem Hantelgewicht, das Sie als mittelschwer bis schwer empfinden.
- Wenn Sie merken, dass das Hantelgewicht Sie im Laufe des Trainingsprozesses nicht mehr ausreichend fordert, sollten Sie sich für ein höheres Gewicht entscheiden.

Wenn Sie möchten und Sie sich fit genug fühlen, können Sie das Kraftausdauertraining 1- bis 2-mal pro Woche durch den Einsatz der Power-Techniken 1, 2, 3, 4 oder 5 variieren.

- Wählen Sie ein Gewicht, das Sie als mittelschwer bis schwer empfinden.
- Legen Sie die Wiederholungszahl je nach Technik selbst fest, wiederholen

Sie die Übungen jeweils so häufig, bis Sie das Gefühl haben, dass Sie sich stark belasten.

- Machen Sie 2 bis 3 Durchgänge.
- Legen Sie zwischen den Durchgängen eine Pause ein – je nach Körpergefühl zwischen 30 Sekunden und 5 Minuten.

Oder Sie ersetzen eine der Trainingseinheiten durch ein Hypertrophietraining, was für weitere Abwechslung in Ihrem Training sorgt.

- Wählen Sie ein Gewicht, mit dem Sie maximal 8 bis 12 Wiederholungen schaffen können.
- Machen Sie 8 bis 12 Wiederholungen pro Durchgang.
- Machen Sie 1 bis 2 Durchgänge.
- Legen Sie zwischen den Durchgängen eine Pause ein – je nach Körpergefühl zwischen 30 Sekunden und 5 Minuten.
- Wählen Sie ein höheres Gewicht, wenn Sie im Laufe der Zeit mehr als 8 bis 12 Wiederholungen schaffen können.

Power-Technik 4: Mini-Bewegungen

Bei dieser Power-Technik stoppen Sie die Bewegung genau an der Stelle, an der die Muskelspannung am höchsten ist. Das ist der Punkt, an dem die Übung am anstrengendsten ist. An diesem Punkt halten Sie den Bewegungsfluss an und machen dort ganz kleine Mini-Bewegungen im Gelenk, auf und ab, etwa 10 bis 20 Sekunden lang. Dann führen Sie Ihren Satz mit der üblichen Bewegungsamplitude bis zum Ende durch. Nach einer Pause

kommt der nächste Durchgang. Auch hierbei machen Sie während einer der Übungen einen Stopp am anstrengendsten Punkt und machen dort 10 bis 20 Sekunden lang Mini-Bewegungen, indem Sie die Gelenke nur ein bis fünf Zentimeter beugen und direkt wieder strecken.

Power-Technik 5: Slow Motion

Wenn Sie schon länger trainieren, können Sie auch die Zeitlupen-Technik ausprobieren. Dabei lassen Sie sich für eine Übung einfach viel mehr Zeit als üblich. Zählen Sie bis zehn oder sogar bis 12, während Sie den Muskel anspannen und dann auch wieder bis zehn oder 12, während die Spannung im Muskel langsam wieder gelöst wird. Wissenschaftliche Untersuchungen haben herausgefunden, dass das Training im Schneckentempo bis zu 50 Prozent effektiver ist als Workouts mit herkömmlichem Tempo. Da das Training intensiver ist, sollten Sie weniger Wiederholungen machen als gewöhnlich. Probieren Sie es einfach mal aus! Sie werden spüren, wie anstrengend ein solches Zeitlupen-Training ist.

Das optimale Trainingspensum

Anfänger sollten mit zwei Trainingseinheiten pro Woche beginnen. Am besten ist es, wenn die Trainingstage gut über die Woche verteilt sind und dazwischen jeweils mindestens ein Pausentag liegt. Fortgeschrittene können drei Trainingseinheiten pro Woche absolvieren, wenn Sie möchten, sogar mehr. Doch zwei- bis dreimal Krafttraining in der Woche reichen in der Regel aus, um die Figur zu formen. Wer häufiger trainieren möchte, sollte stattdessen lieber ein- bis zweimal pro Woche zusätzlich Ausdauersport machen, also zum Beispiel Joggen, Walken oder Schwimmen. Das verbrennt viel Energie und kurbelt die Fettverbrennung an.

Welches Hantelgewicht?
Das optimale Trainingsgewicht der Hanteln hängt vom Trainingszustand der einzelnen

Muskeln ab und variiert von Frau zu Frau, von Muskelgruppe zu Muskelgruppe und sogar von Übung zu Übung. In der Regel kommt man, wenn man über einen längeren Zeitraum trainieren will, mit Ein-Kilogramm-Hanteln (für Anfängerinnen), Zwei- und Drei-Kilogramm-Hanteln (oder entsprechenden Gewichtsscheiben) gut zurecht. Wenn zusätzliche Zwischenabstufungen vorhanden sind, umso besser. Sie brauchen diese verschiedenen Gewichtsabstufungen, weil der Körper sich im Laufe der Zeit an die Belastung anpasst. Anfängerinnen kommen beim Einstieg mit Ein-Kilogramm-Hanteln gut zurecht. Doch nach etwa sechs bis acht Wochen möchte man schon von allein gern mehr Gewicht in den Händen halten. Spätestens dann ist der Zeitpunkt da, das Gewicht zu steigern und zum Beispiel auf Zwei-Kilogramm-Gewichte zu wechseln. Fortgeschrittene Sportlerinnen trainieren manchmal auch mit Drei-Kilogramm-Hanteln.
Insgesamt kommen Sie nicht darum herum, selbst auszuprobieren, welches Gewicht für Sie das Beste ist. Anfänger wählen ein Gewicht, das Sie als mittelschwer bis schwer empfinden. Bei Fortgeschrittenen hängt das Gewicht auch von der Auswahl der Trainingmethode ab (siehe Seite 20–24).

Das Equipment

Wenn Sie regelmäßig die Hanteln stemmen wollen, brauchen Sie gar nicht viel. Nur ein oder bei Bedarf mehrere Kurzhantel-Sets sowie eine Matte und geeignete Sportkleidung.

Kurzhanteln – feste Gewichte und austauschbare Scheiben

Kurzhanteln gibt es in jedem guten Sportfachgeschäft, meist in vielen verschiedenen Varianten, Materialien und Ausfertigungen. Entscheiden Sie sich für Hanteln, die gut in Ihrer Hand liegen und mit denen Sie sich wohl fühlen.

Sie haben die Möglichkeit, zwischen Hanteln zu wählen, die ein festes Gewicht haben oder solchen, die durch austauschbare Gewichtscheiben individuell dosierbar sind. Lassen Sie sich in einem guten Sportfachgeschäft ausführlich beraten, schauen Sie sich sowohl Hanteln mit festen Gewichten als auch solche mit austauschbaren Gewichtsscheiben an, vergleichen Sie die Preise und entscheiden Sie sich dann für die Variante, die Ihnen am besten gefällt.

Achten Sie bei der Auswahl darauf, dass die Hantelgriffe mit einem Material bezogen sind, das den Schweiß aufsaugt, damit sie Ihnen nicht aus den Händen rutschen, wenn Sie während des Trainings schwitzen.

Eine Matte als Unterlage

Für die Übungen, die liegend auf dem Bauch, auf dem Rücken oder auf der Seite durchgeführt werden, brauchen Sie eine Matte. Solche Sportmatten gibt es in verschiedenen Ausführungen, je nach Material, Oberflächenbehandlung und Komfort, preiswert oder etwas teurer.

Man kann sie in der Regel nach dem Training gut zusammenrollen und so in die Ecke legen – schön praktisch!

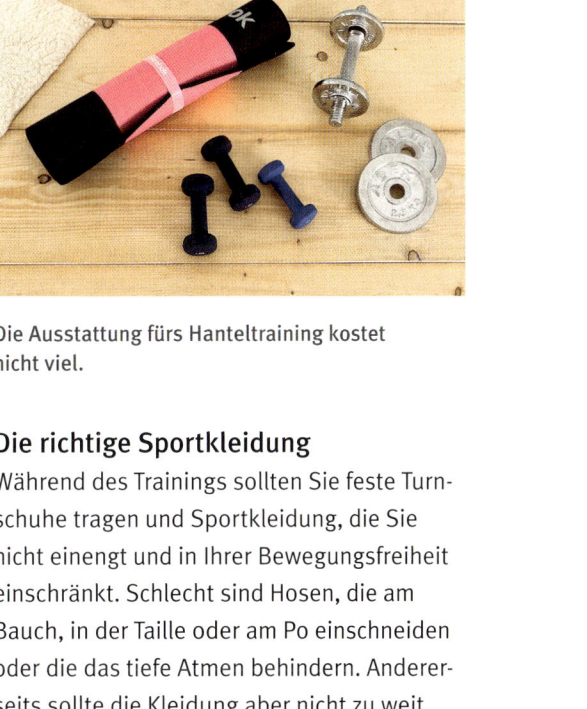

Die Ausstattung fürs Hanteltraining kostet nicht viel.

Die richtige Sportkleidung

Während des Trainings sollten Sie feste Turnschuhe tragen und Sportkleidung, die Sie nicht einengt und in Ihrer Bewegungsfreiheit einschränkt. Schlecht sind Hosen, die am Bauch, in der Taille oder am Po einschneiden oder die das tiefe Atmen behindern. Andererseits sollte die Kleidung aber nicht zu weit und zu locker geschnitten sein. Denn Sie können sich selbst am besten optisch kontrollieren, wenn Ihre Hose und das Oberteil eng anliegen. Auch eine Kontrolle im Spiegel ist dann viel besser möglich. Heute gibt es Sportkleidung aus synthetischem Spezialmaterial, das sich weich an den Körper anschmiegt, diesen aber während der Bewegung nicht einengt oder behindert.

Lassen Sie sich am Besten in einem Sportfachgeschäft beraten.

Zur richtigen Zeit am richtigen Ort

Wählen Sie für Ihr Training einen Raum in Ihrer Wohnung, in dem Sie sich besonders wohlfühlen, der ruhig liegt und in dem Sie nicht gestört werden. Räumen Sie Gegenstände, die Sie behindern oder an denen Sie sich stoßen könnten, zur Seite. Der Raum sollte gut belüftet sein, vielleicht lassen Sie frische Luft ins Zimmer. Die Zimmertemperatur muss angenehm sein. Entscheiden Sie selbst, wann für Sie persönlich die beste Zeit für Ihr Workout ist. Einige Frauen trainieren am liebsten morgens, direkt nachdem die Kinder aus dem Haus sind. Andere lieber abends als Ausgleich nach einem langen, anstrengenden Tag. Letztendlich ist die Tageszeit, zu der Sie üben, unerheblich. Hauptsache Sie sind aktiv – und zwar regelmäßig.

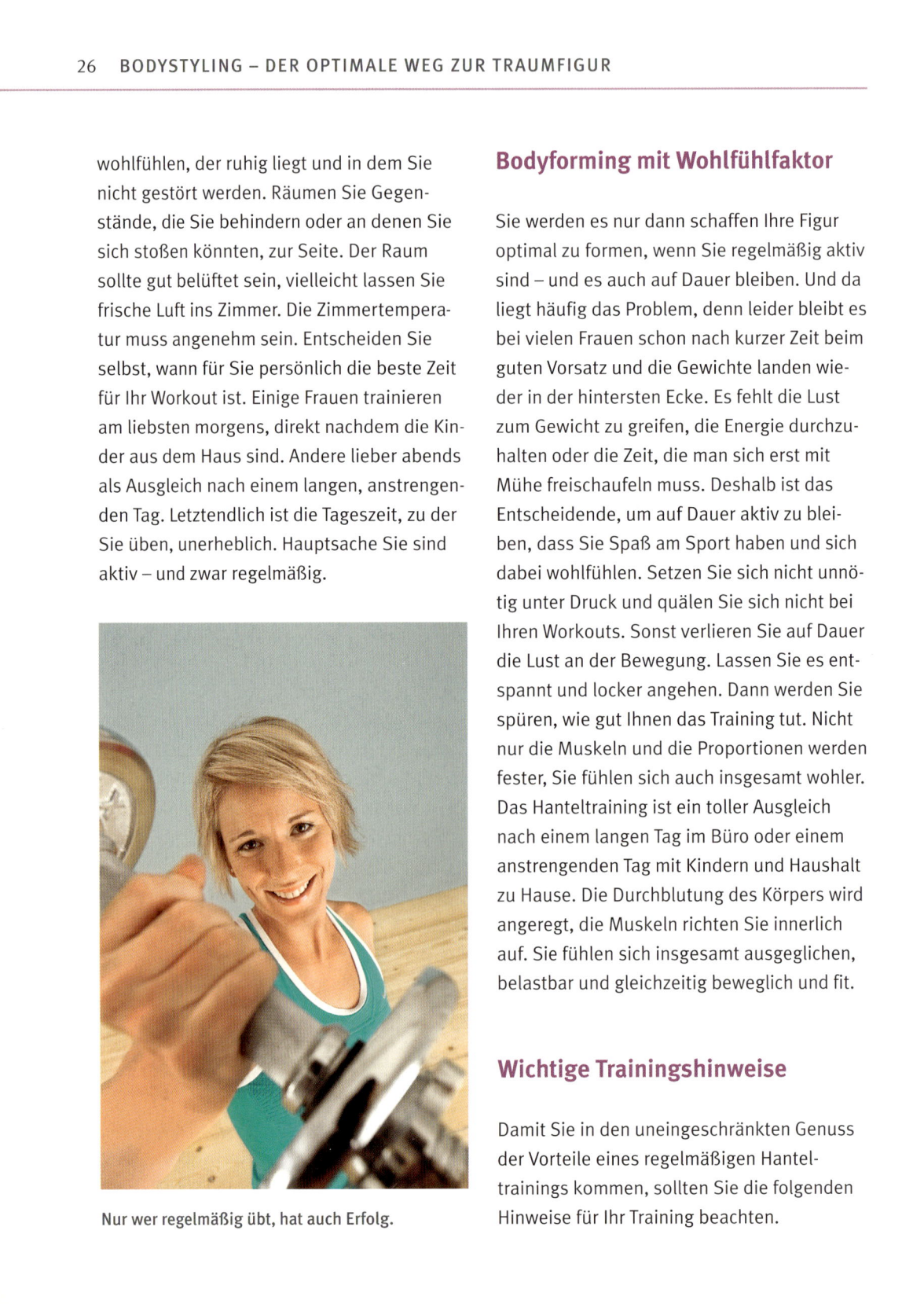

Nur wer regelmäßig übt, hat auch Erfolg.

Bodyforming mit Wohlfühlfaktor

Sie werden es nur dann schaffen Ihre Figur optimal zu formen, wenn Sie regelmäßig aktiv sind – und es auch auf Dauer bleiben. Und da liegt häufig das Problem, denn leider bleibt es bei vielen Frauen schon nach kurzer Zeit beim guten Vorsatz und die Gewichte landen wieder in der hintersten Ecke. Es fehlt die Lust zum Gewicht zu greifen, die Energie durchzuhalten oder die Zeit, die man sich erst mit Mühe freischaufeln muss. Deshalb ist das Entscheidende, um auf Dauer aktiv zu bleiben, dass Sie Spaß am Sport haben und sich dabei wohlfühlen. Setzen Sie sich nicht unnötig unter Druck und quälen Sie sich nicht bei Ihren Workouts. Sonst verlieren Sie auf Dauer die Lust an der Bewegung. Lassen Sie es entspannt und locker angehen. Dann werden Sie spüren, wie gut Ihnen das Training tut. Nicht nur die Muskeln und die Proportionen werden fester, Sie fühlen sich auch insgesamt wohler. Das Hanteltraining ist ein toller Ausgleich nach einem langen Tag im Büro oder einem anstrengenden Tag mit Kindern und Haushalt zu Hause. Die Durchblutung des Körpers wird angeregt, die Muskeln richten Sie innerlich auf. Sie fühlen sich insgesamt ausgeglichen, belastbar und gleichzeitig beweglich und fit.

Wichtige Trainingshinweise

Damit Sie in den uneingeschränkten Genuss der Vorteile eines regelmäßigen Hanteltrainings kommen, sollten Sie die folgenden Hinweise für Ihr Training beachten.

Beide Phasen der Bewegung nutzen

Die meisten Hantelübungen sind dynamische Übungen, bei denen sich der Muskel in der ersten Phase der Bewegung verkürzt und anspannt und in der zweiten Phase wieder verlängert und löst. Konzentrieren Sie sich während des Trainings auf beide Phasen, beide sind wichtig und sollten langsam und mit Achtsamkeit durchgeführt werden. Viele Sportlerinnen neigen dazu, den ersten Teil der Bewegung, in der sich der Muskel zusammenzieht, langsam und konzentriert durchzuführen. Doch der zweite Teil, in der der Muskel auseinandergezogen wird, wird oft nachlässig, unkonzentriert und viel zu schnell durchgeführt. Sie können das verhindern, indem Sie während der Anspannungsphase langsam zählen: 1 – 2 – 3. Und genauso langsam bringen Sie den Muskel wieder in seine ursprüngliche Länge zurück. Sie zählen: 1 – 2 – 3.

Achten Sie auf Ihren Körper

Achten Sie während des Trainings immer gut auf Ihren Körper. Der Trainingsreiz, den Sie durch das Hanteltraining setzen, muss hoch genug sein, damit die Muskeln sich herausgefordert fühlen und anpassen. Er darf aber nicht so hoch sein, dass Sie sich überfordern. Es ist nicht immer ganz einfach, das rechte Maß zu finden. Sie trainieren richtig, wenn Sie sich während der Übungen rundum wohlfühlen und keine Schmerzen haben. Natürlich sollten Sie während des Trainings auch schwitzen und schneller atmen. Wichtig ist es jedoch, dass Sie immer noch gleichmäßig ein- und ausatmen können. Wer bei den letzten

Wiederholungen eines Satzes die Hanteln nur noch mit Schwung hochstemmen kann, ist überfordert. Wählen Sie das Gewicht so aus, dass Sie selbst die allerletzte Wiederholung noch langsam, konzentriert und nur aus der Kraft des Muskels heraus bewältigen können.

Üben Sie vor dem Spiegel

Auch wenn es anfangs etwas ungewohnt ist, sollten Sie sich als Trainingseinsteiger überlegen, vor einem großen Spiegel zu üben. Das hat nichts mit Eitelkeit oder mit der Bewunderung des eigenen Spiegelbildes zu tun. Das Training vor dem Spiegel dient der Körperkontrolle. Es ist hilfreich, mit einem Blick feststellen zu können, ob der Körper wirklich gerade ist oder ob der Kopf in Verlängerung der Halswirbelsäule gehalten wird.

Gelenke möchten geführt werden

Bei allen Übungen sollten Ihre Gelenke nie völlig durchgestreckt sein. Eine ganz leichte Beugung der Gelenke schützt Sie vor schädigenden Reizen.
Wenn Sie Hanteln in den Händen halten, sollten Ihre Bewegungen niemals unkontrolliert, schwungvoll oder ruckartig sein. Auch das ist wichtig, um die Gelenke während der Übungen zu führen und zu schonen.

Atmung und Bewegung koordinieren

Versuchen Sie, während des Hanteltrainings mit der Bewegung zu atmen. Bewegung und Atmung werden miteinander verbunden. Sie

Gut zu wissen

Lange Zeit waren sich Sportwissenschaftler einig: Mit zunehmendem Alter der Menschen sinkt auch deren sportliche Aktivität. Diese Aussage kann nun als »überholt« aus den Lehrbüchern gestrichen werden. Mittels einer über 16 Jahre laufenden Langzeitstudie konnten Sportwissenschaftler nun beweisen, dass sich das Sportverhalten älter werdender Frauen grundlegend verändert hat. Es wurde nachgewiesen, dass Frauen heute im Laufe des Älterwerdens sportlich aktiv bleiben oder sogar wieder neu einsteigen. Mit den Jahren verändert sich zwar die Art der Bewegung, Sport wird häufiger aus gesundheitlichen Gründen betrieben. Insgesamt jedoch geht das sportliche Engagement nicht zurück. Ganz anders sieht das dagegen bei den Männern aus: Sie bewegen sich tatsächlich immer weniger, je älter sie werden. Deutliche Einbrüche in der sportlichen Aktivität gibt es vor allem bei den 35- bis 44-jährigen und bei den über 64-jährigen Männern.

atmen in der Regel aus, wenn der Muskel sich anspannt und wieder ein, wenn der Muskel langsam nachgibt. Während einer statischen Halteübung atmen Sie einfach fließend weiter ein und aus. Es ist sehr wichtig, darauf zu achten, dass Sie während einer Übung nicht aufhören zu atmen und die Luft anhalten. Bei dieser sogenannten Pressatmung steigt der Druck im Brustinnenraum. Dadurch werden die Blutgefäße komprimiert und in der Folge steigt auch der Blutdruck deutlich stärker an, als wenn Sie flüssig weiteratmen würden.

Dies führt zu einer unnötigen Mehrbelastung für Herz und Kreislauf. Vor allem Frauen, die zu hohem Blutdruck neigen, sollten deshalb unbedingt darauf achten, dass niemals während des Übens die Luft angehalten wird.

Was tun wenn ...

Wenn kleinere Probleme während Ihres Trainings auftauchen, müssen Sie nicht gleich die Hanteln beiseite legen. Oft schaffen schon leichte Veränderungen Abhilfe.

... der Muskel brennt

Wer beim Krafttraining hohe Gewichte stemmt oder viele Wiederholungen macht, kennt auch das »Brennen« im Muskel. Es beginnt ganz sanft, wird immer stärker bis es schließlich unerträglich schmerzt. So heftig, dass das Training abgebrochen werden muss. Woher kommt dieses Brennen in den Muskeln? Je häufiger Sie eine Übung wiederholen, umso mehr Energie braucht der Muskel. Irgendwann reicht der vorhandene Sauerstoff nicht mehr aus und der Stoffwechsel muss auf eine andere Art der Energiebereitstellung umschalten. Dabei wird Milchsäure produziert, der Muskel übersäuert, brennt und irgendwann tut's richtig weh. Hinzu kommt, dass bei intensivem Krafttraining der Druck innerhalb des Muskels erheblich steigt. Dadurch werden zusätzlich die Blutgefäße abgedrückt und der Muskel bekommt weniger Sauerstoff. Beides kombiniert führt zwangsläufig dazu, dass Milchsäure produziert wird. Und je mehr sich davon im Muskel befindet, umso heftiger brennt er. Prinzipiell ist jedoch das Brennen im Muskel weder schlimm noch gefährlich. Es ist lediglich ein Signal, dass dem Muskel kein Sauerstoff mehr zur Verfügung steht. Dennoch empfehlen Experten Anfängern, mit ihrem Training nicht bis an die absolute Grenze zu gehen. Sie sollten nicht so lange trainieren bis das Brennen unerträglich wird. Hören Sie auf, wenn Sie das Gefühl haben, dass Sie sich mittelmäßig bis schwer belasten. Dann können Sie die Übung immer noch korrekt ausführen. Fortgeschrittene hingegen dürfen ruhig auch mal bis an die Grenze gehen und weitertrainieren, obwohl der Muskel anfängt zu brennen.

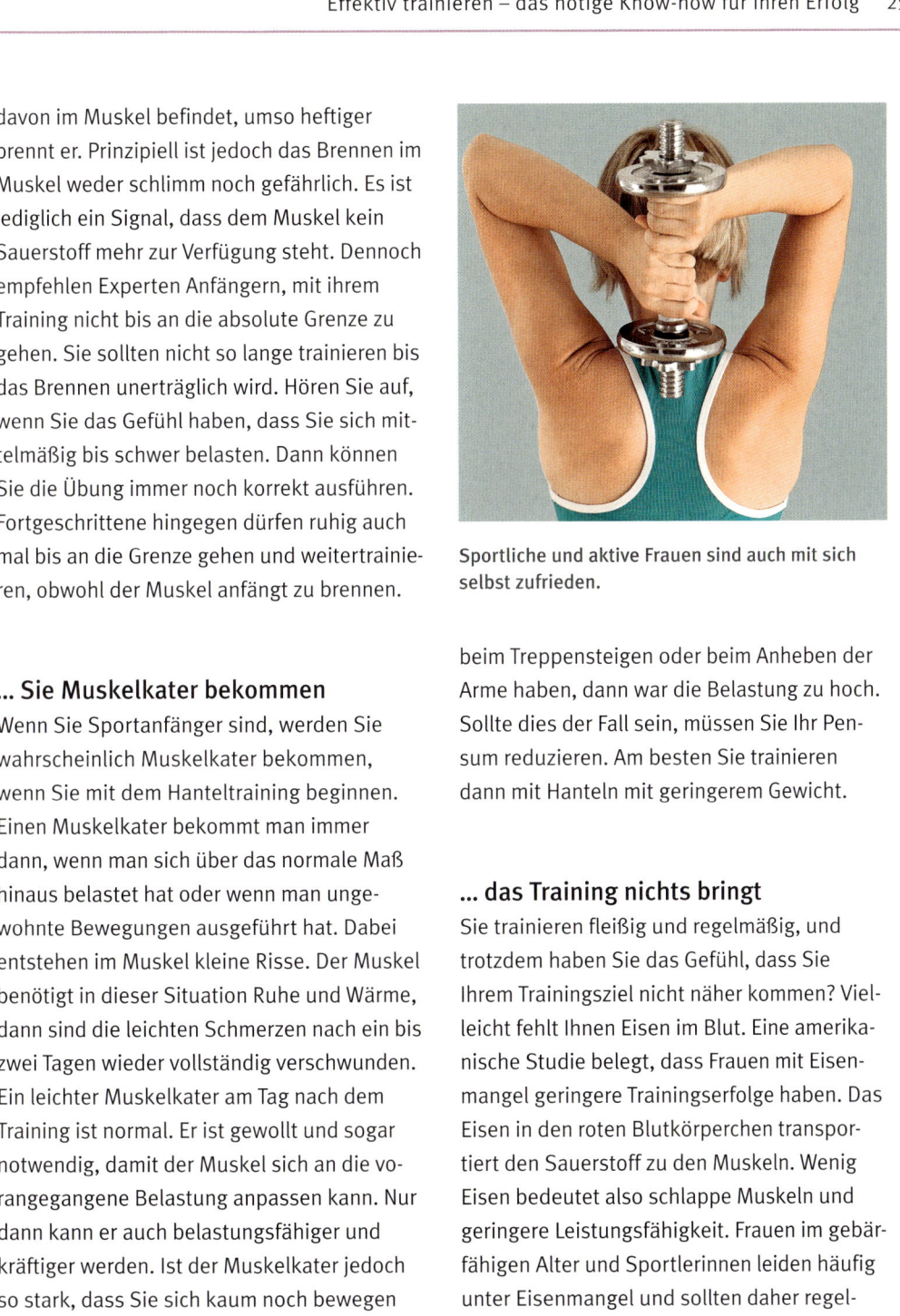

Sportliche und aktive Frauen sind auch mit sich selbst zufrieden.

… Sie Muskelkater bekommen

Wenn Sie Sportanfänger sind, werden Sie wahrscheinlich Muskelkater bekommen, wenn Sie mit dem Hanteltraining beginnen. Einen Muskelkater bekommt man immer dann, wenn man sich über das normale Maß hinaus belastet hat oder wenn man ungewohnte Bewegungen ausgeführt hat. Dabei entstehen im Muskel kleine Risse. Der Muskel benötigt in dieser Situation Ruhe und Wärme, dann sind die leichten Schmerzen nach ein bis zwei Tagen wieder vollständig verschwunden. Ein leichter Muskelkater am Tag nach dem Training ist normal. Er ist gewollt und sogar notwendig, damit der Muskel sich an die vorrangegangene Belastung anpassen kann. Nur dann kann er auch belastungsfähiger und kräftiger werden. Ist der Muskelkater jedoch so stark, dass Sie sich kaum noch bewegen können, dass Sie Schmerzen beim Aufstehen,

beim Treppensteigen oder beim Anheben der Arme haben, dann war die Belastung zu hoch. Sollte dies der Fall sein, müssen Sie Ihr Pensum reduzieren. Am besten Sie trainieren dann mit Hanteln mit geringerem Gewicht.

… das Training nichts bringt

Sie trainieren fleißig und regelmäßig, und trotzdem haben Sie das Gefühl, dass Sie Ihrem Trainingsziel nicht näher kommen? Vielleicht fehlt Ihnen Eisen im Blut. Eine amerikanische Studie belegt, dass Frauen mit Eisenmangel geringere Trainingserfolge haben. Das Eisen in den roten Blutkörperchen transportiert den Sauerstoff zu den Muskeln. Wenig Eisen bedeutet also schlappe Muskeln und geringere Leistungsfähigkeit. Frauen im gebärfähigen Alter und Sportlerinnen leiden häufig unter Eisenmangel und sollten daher regelmäßig ihre Eisenwerte überprüfen lassen.

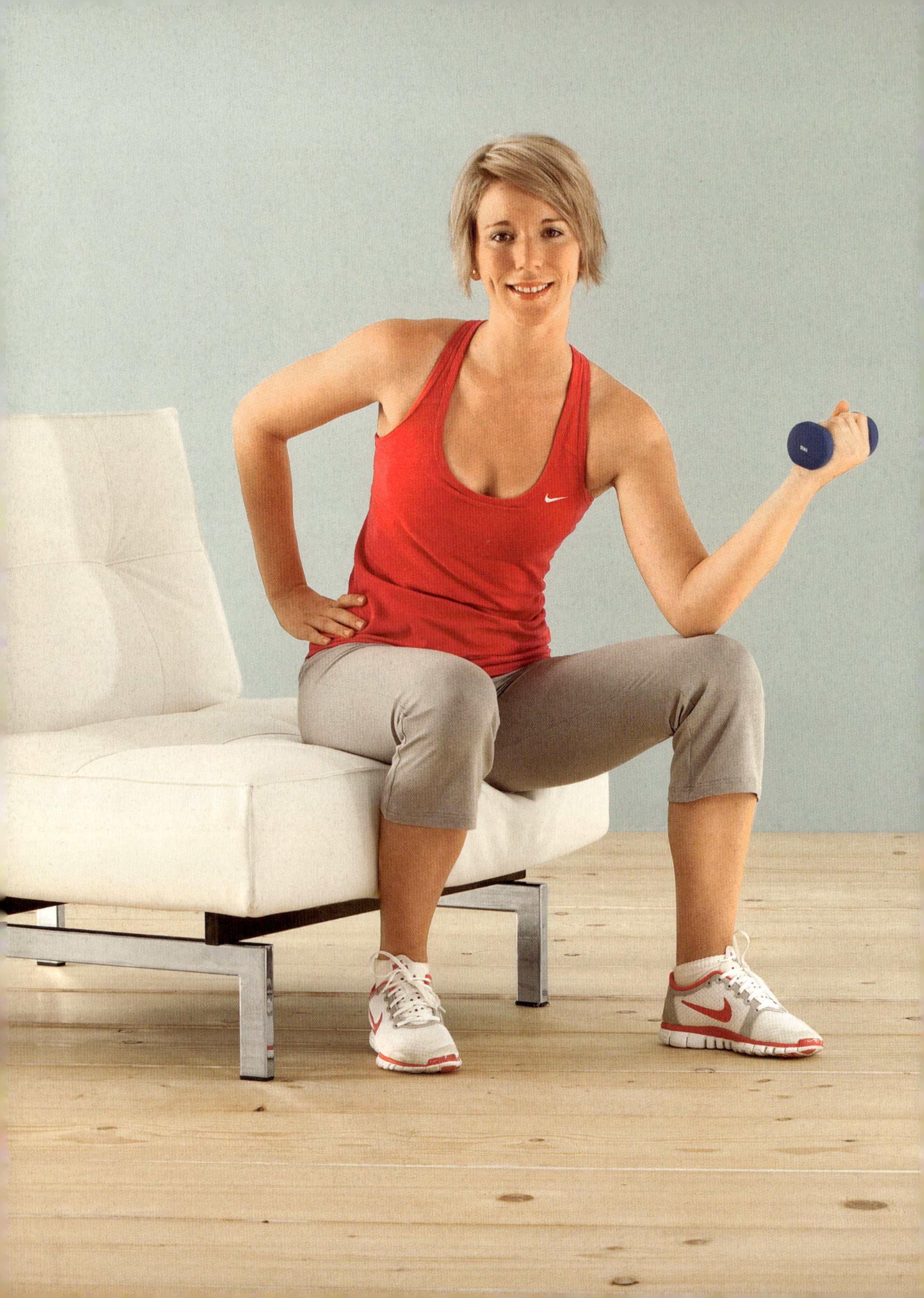

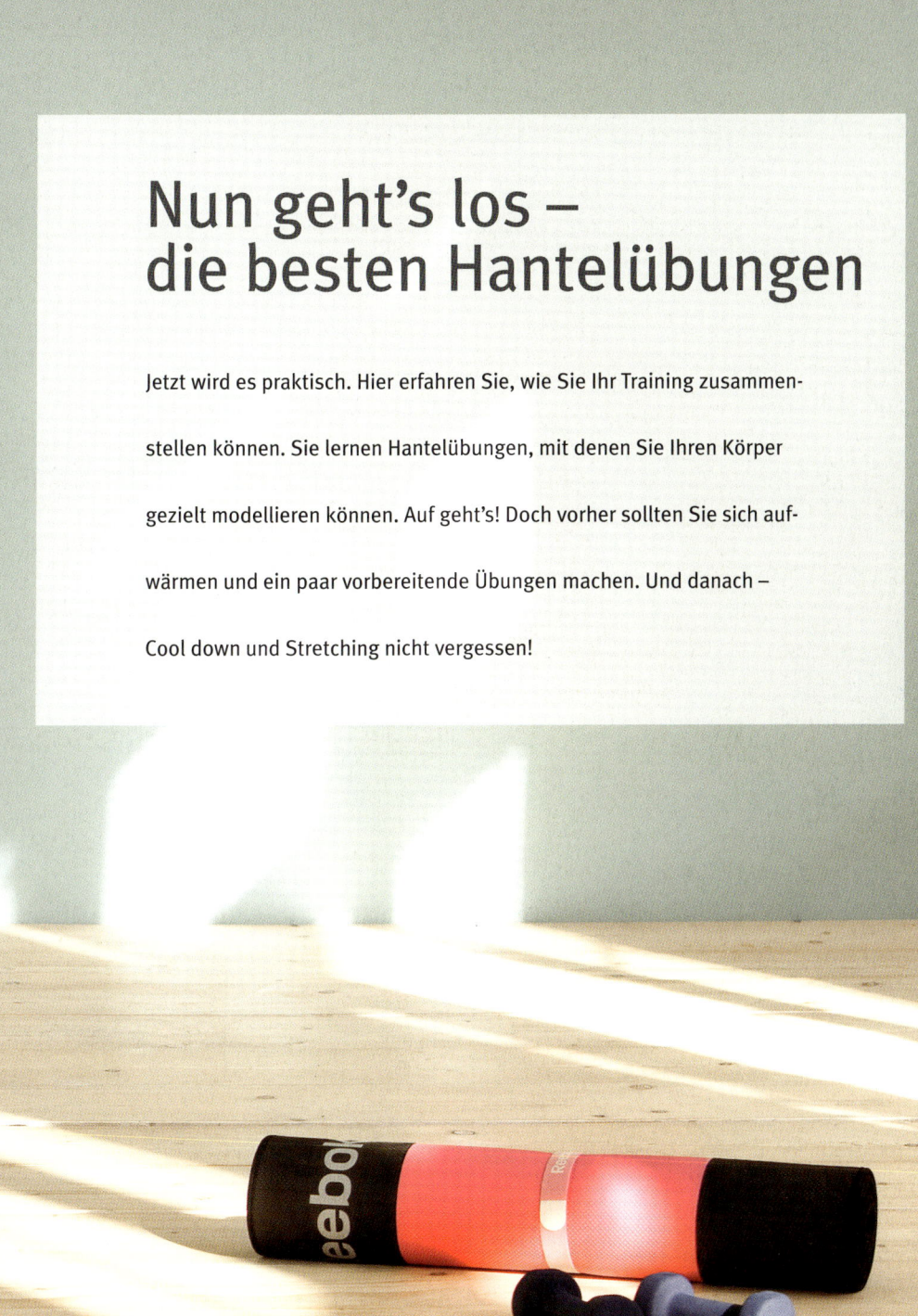

Nun geht's los –
die besten Hantelübungen

Jetzt wird es praktisch. Hier erfahren Sie, wie Sie Ihr Training zusammen-

stellen können. Sie lernen Hantelübungen, mit denen Sie Ihren Körper

gezielt modellieren können. Auf geht's! Doch vorher sollten Sie sich auf-

wärmen und ein paar vorbereitende Übungen machen. Und danach –

Cool down und Stretching nicht vergessen!

Das Training zusammenstellen

Wir haben Ihnen eine Vielzahl von Hantelübungen zusammengestellt. Sie können sich aus dem Gesamtpool die Übungen auswählen, die Sie am liebsten mögen und die genau die Körperbereiche trainieren, die Sie festigen wollen.

Vielseitigkeit ist wichtig

Achten Sie jedoch darauf, dass Sie Ihr Programm nicht zu einseitig gestalten. Ein ausgewogenes Training aller Körperpartien ist wichtig, damit die Muskeln optimal zusammenarbeiten. Wer nur einseitig eine Muskelgruppe trainiert und die anderen völlig vernachlässigt, wird dadurch auf Dauer die Körperstatik und die Muskelbalance negativ beeinflussen. Ihr Trainingsprogramm sollte aus 6 bis 12 Übungen bestehen.

Anfänger beginnen mit 6 Übungen, Fortgeschrittene können entsprechend mehr Übungen durchführen. Am besten Sie probieren einen Teil der Übungen aus und entscheiden sich danach für die Zusammenstellung Ihres ersten Trainingsplans.

Wichtig ist es, nach einiger Zeit den Trainingsplan zu verändern. Probieren Sie wieder neue Übungen aus und lassen Sie andere weg. So bleibt das Training vielfältig und spannend.

Diese Übung trainiert die Bauchmuskeln und sorgt für eine straffe Körpermitte.

Die Elemente des Trainings

Eine Trainingseinheit sollte immer aus den folgenden Elementen bestehen:

- Warm up
- Vorbereitende Übungen
- Hanteltrainingsprogramm
- Cool Down
- Stretching

Die Trainingszeit sollte für Anfänger nicht länger als 60 Minuten dauern. Dabei ist das Warm up, die vorbereitenden Übungen sowie das Cool down und das Stretching bereits eingeschlossen. Fortgeschrittene können, wenn sie möchten, länger trainieren. Ein 60- bis 90-minütiges Training reicht jedoch auch für sie in der Regel aus.

Warm up – erst einmal in Schwung kommen

Beginnen Sie mit dem Hanteltraining niemals, ohne dass Sie sich vorab aufgewärmt haben. Besonders wenn Sie mit Zusatzgewichten trainieren ist es wichtig, den Körper auf die folgende Belastung gezielt vorzubereiten. Die Vorbereitung besteht aus zwei Phasen, dem allgemeinen Warm up und den vorbereitenden Übungen.

Warum Aufwärmen?

Beim Warm up werden Herz und Kreislauf in Schwung gebracht. Dabei steigt die Körpertemperatur an und der Stoffwechsel wird aktiviert. Außerdem wird der Körper optimal durchblutet und mit Sauerstoff durchflutet. Dadurch verbessert sich insgesamt die Voraussetzung für das Zusammenspiel von Nervenimpulsen und Muskelanspannung. Die Muskeln können sich besser, schneller und ökonomischer zusammenziehen und wieder entspannen.
Ihr Körper soll elastisch und gut durchwärmt werden, Sie müssen aber nicht aus der Puste kommen. Zum Warm up reicht es aus, wenn Sie Herz und Kreislauf etwa 8 bis 10 Minuten lang aktivieren. Hier einige Möglichkeiten, wie Sie dies auch zu Hause tun können.

Gehen am Platz
1 Legen Sie Ihre Lieblingsmusik auf und dann geht's los mit einem flotten Marsch, der

Ihren Kreislauf erst einmal in Schwung bringt. Gehen Sie ein paar Minuten lang auf der Stelle und nehmen Sie die Arme dabei locker gegengleich mit. Es kommt mehr auf zügiges Tempo als auf heftiges Aufstampfen an!

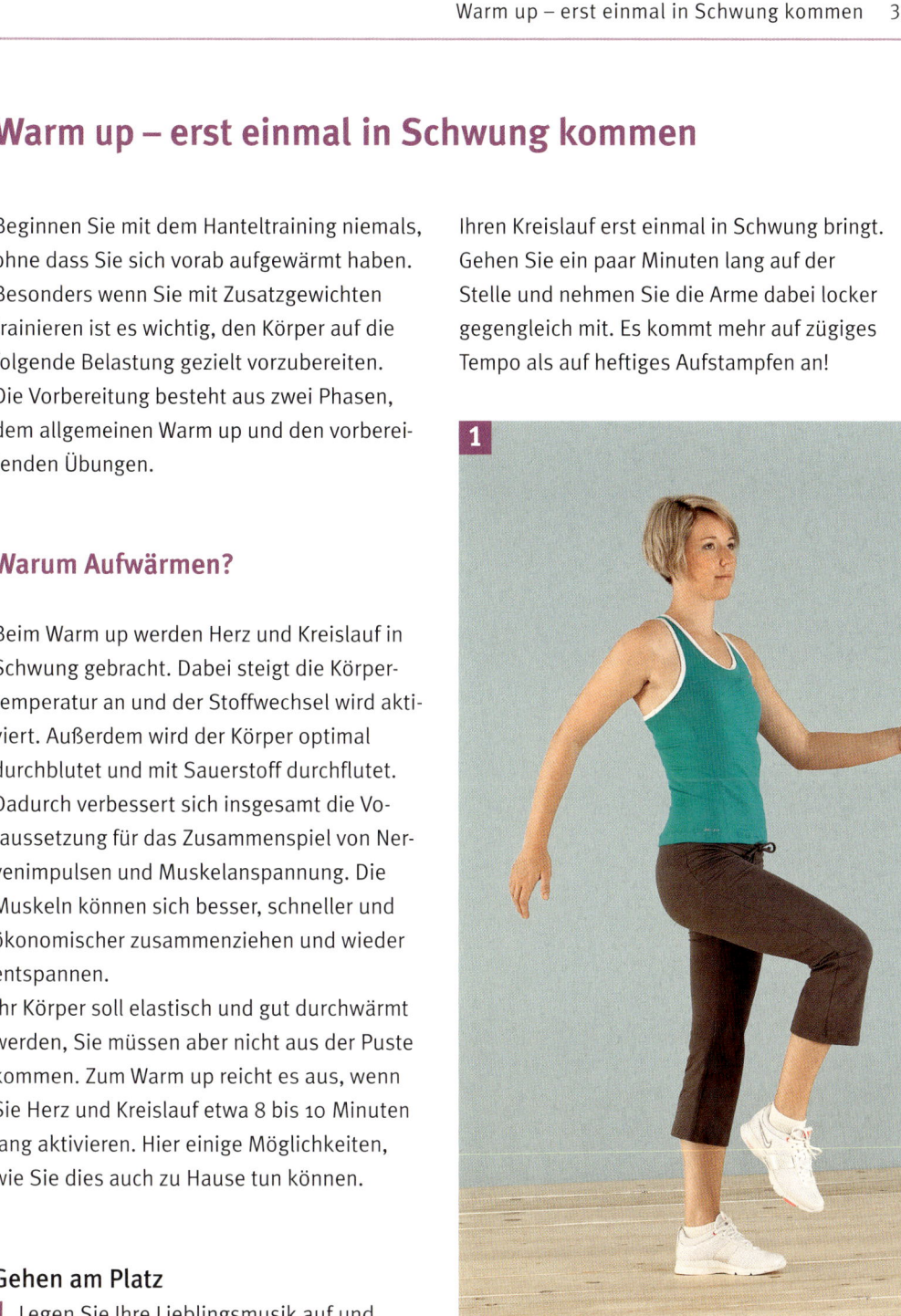

Step Touch

Dann wechseln Sie in den Seitschritt.
1 Stellen Sie den rechten Fuß zur Seite und ziehen Sie den linken Fuß heran. Dann zurück: Linken Fuß zur Seite stellen und den rechten wieder heranziehen. Immer im Wechsel. Die Arme locker vor dem Körper mitschwingen lassen.

Leg Curl

2 Sie bleiben in dieser Seitwärtsbewegung und ziehen nun Ihre Ferse möglichst hoch an den Po heran.
Also – rechten Fuß zur Seite stellen, linkes Knie beugen und die linke Ferse an den Po heranziehen.
Dann im Wechsel.

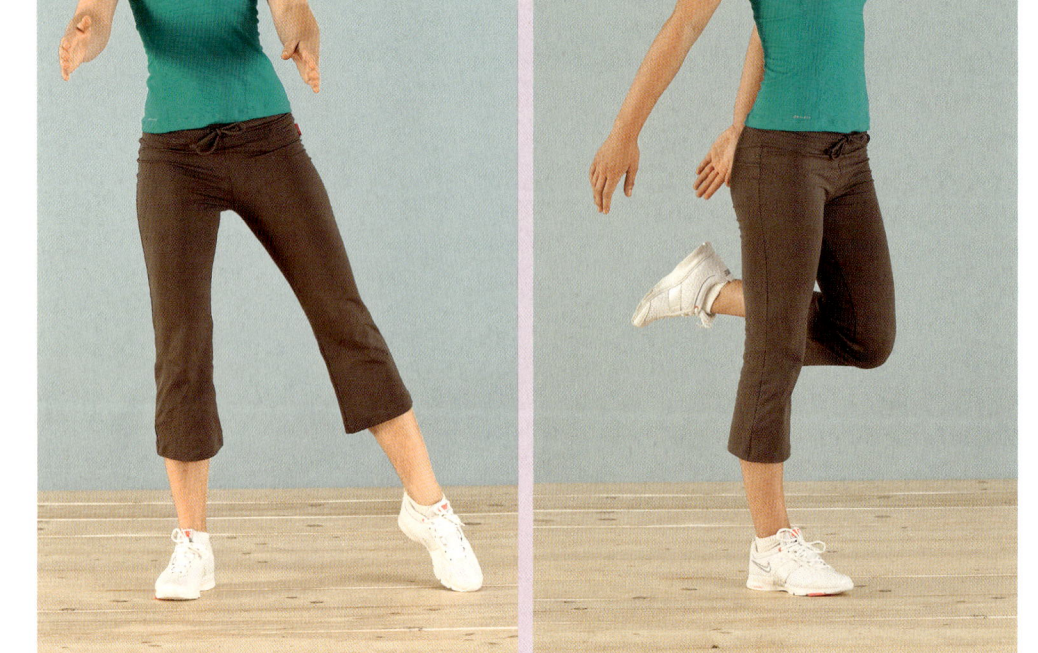

Knee up

3 Gehen Sie zügig auf der Stelle, dabei die Knie deutlich nach oben heben. Beim Anheben des Knies den gegengleichen Arm anwinkeln und mit dem Ellbogen in Richtung des gebeugten Knies weisen. Lassen Sie das Kniegelenk im jeweiligen Standbein dabei locker – nie ganz durchstrecken.

Laufen auf der Stelle

4 Auf der Stelle laufen, dabei die Füße abrollen lassen.
Nehmen Sie dabei die Arme locker mit und achten Sie darauf, dass die Schultern entspannt bleiben.
Fangen Sie in mäßigem Tempo an, sodass Ihr Atem ruhig fließen kann.

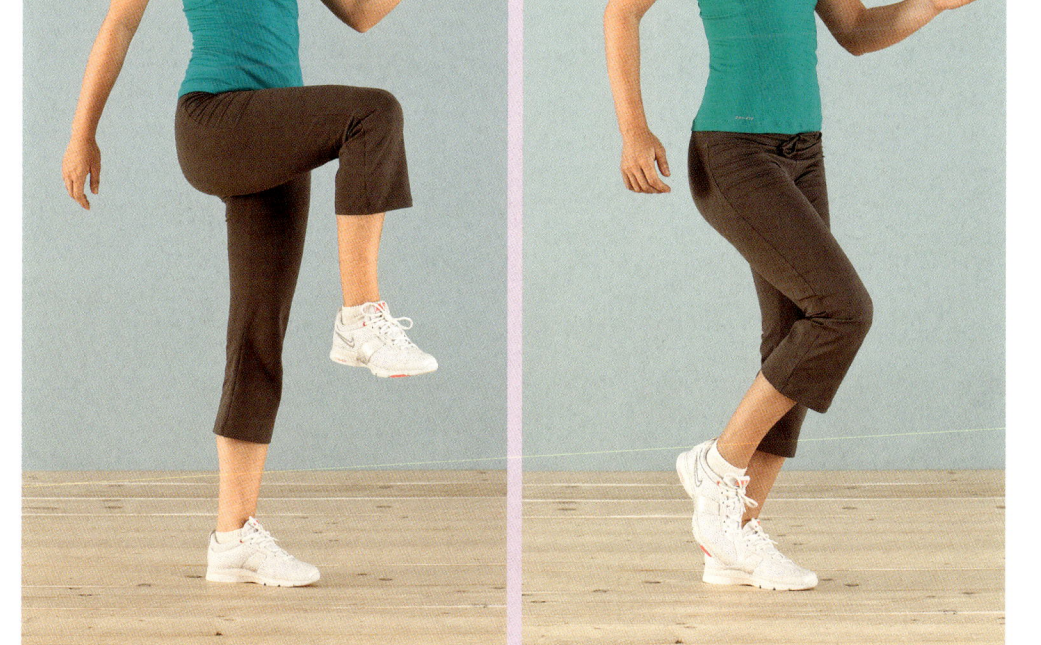

Vorbereitende Übungen

Zusätzlich zum allgemeinen Warm up für Herz und Kreislauf sollten Sie auch Ihre Gelenke auf das Hantelstemmen vorbereiten. Denn: Die Gelenke werden bei den Übungen teilweise stark belastet.

Den Gelenkknorpel schützen

Innerhalb eines Gelenks treffen zwei Knochen aufeinander. Die beiden Knochen würden sich gegenseitig abreiben und schädigen, wenn sie nicht an ihren Enden durch eine Knorpelschicht geschützt wären. Knorpel ist ein zähes, eigentlich sehr robustes Gewebe, das sich sogar verformen kann. Dadurch können Stöße auf die Knochen abgefedert werden. Ein Gelenk ist in der Regel durch eine Gelenkkapsel umschlossen. Im Innenraum dieser

Kapsel befindet sich eine Flüssigkeit, Synovia genannt. Diese Gelenkflüssigkeit spielt eine entscheidende Rolle bei der Ernährung und beim Schutz des Knorpels. Wenn Sie vor dem Hantel-Workout Ihre Gelenke mobilisieren, also ohne zusätzliche Belastung sanft bewegen, wird dadurch bereits Gelenkflüssigkeit gebildet und der Knorpel kann sich damit voll saugen. Gut ernährt und durchsaftet weitet er sich aus. Dadurch wird der Druck, der während des Hanteltrainings auf dem Gelenk lastet, besser verteilt. Punktuelle Überbelastungen für den Knorpel werden verhindert. Die Konsequenz: Das Gelenk ist besser vor Abnutzung und vor Verletzungen während des Trainings geschützt.

Machen Sie alle Übungen direkt nach dem Warm up im Stehen.

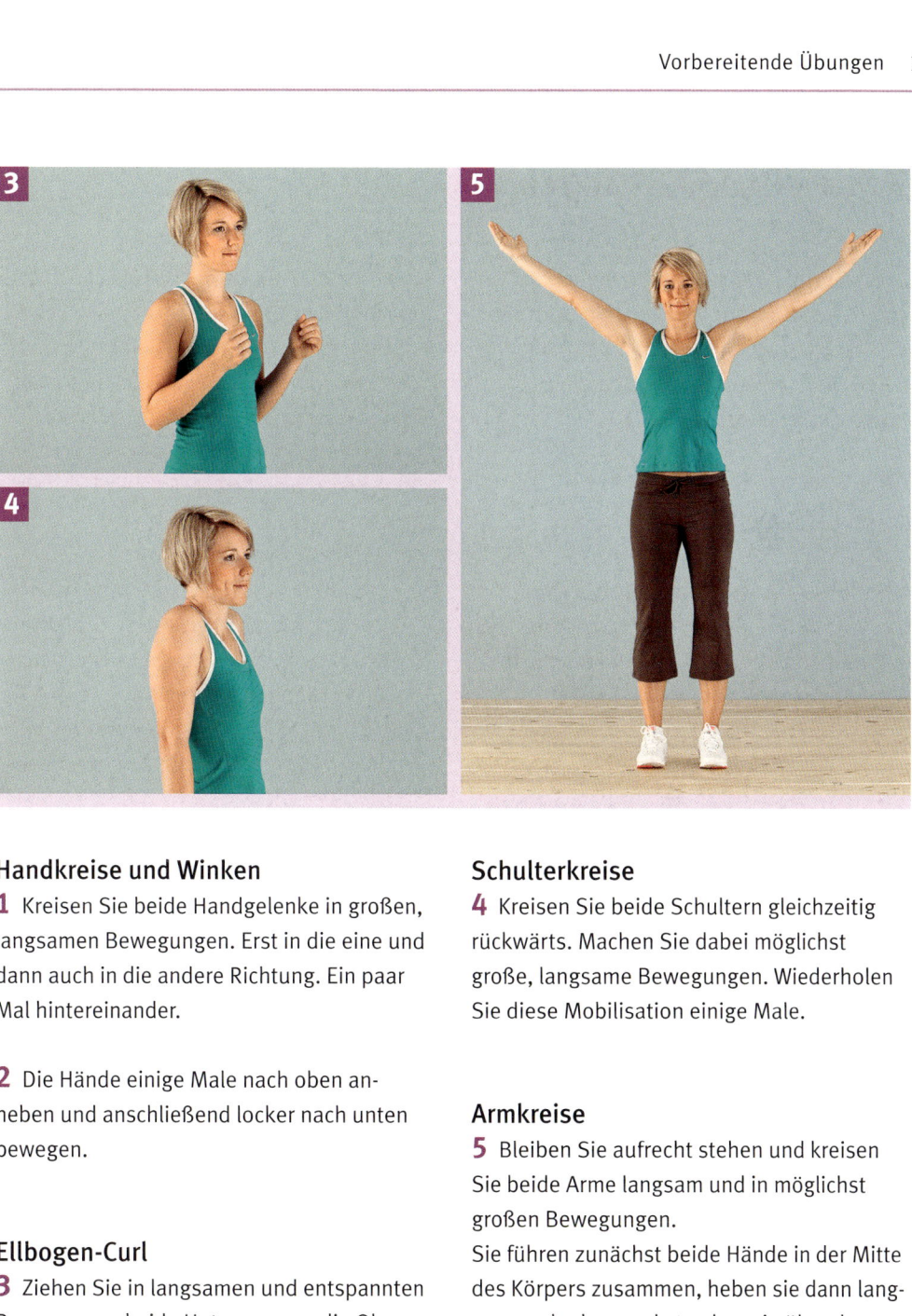

Handkreise und Winken

1 Kreisen Sie beide Handgelenke in großen, langsamen Bewegungen. Erst in die eine und dann auch in die andere Richtung. Ein paar Mal hintereinander.

2 Die Hände einige Male nach oben anheben und anschließend locker nach unten bewegen.

Ellbogen-Curl

3 Ziehen Sie in langsamen und entspannten Bewegungen beide Unterarme an die Oberarme heran und strecken Sie die Ellbogen danach wieder. Wiederholen Sie diese Übung einige Male.

Schulterkreise

4 Kreisen Sie beide Schultern gleichzeitig rückwärts. Machen Sie dabei möglichst große, langsame Bewegungen. Wiederholen Sie diese Mobilisation einige Male.

Armkreise

5 Bleiben Sie aufrecht stehen und kreisen Sie beide Arme langsam und in möglichst großen Bewegungen.
Sie führen zunächst beide Hände in der Mitte des Körpers zusammen, heben sie dann langsam nach oben und strecken sie über dem Kopf weit nach oben aus. Dann in einem großen Bogen über die Seiten öffnen und in der Körpermitte wieder schließen.

Zum Ausklang – Cool down und Stretching

Genauso wichtig wie die Vorbereitung des Körpers vor dem Hanteltraining ist die Nachbereitung. Diese besteht wiederum aus zwei Teilen, dem Cool down und einem abschließenden Stretching.

einmal gut durchbluten und ihm dadurch helfen sich schnell wieder zu erholen. 5 bis 8 Minuten reichen für das Cool down völlig aus. Sie können dabei die gleichen Übungen wie beim Warm up machen (siehe Seite 33 ff.).

Das Abkühlen

Während unsere Muskeln trainieren, arbeitet auch der Stoffwechsel auf Hochtouren. Dabei fallen Abfallstoffe an, die nach dem Training über die Blutbahn abtransportiert werden müssen. Brechen Sie unmittelbar nach einem anstrengenden Hantel-Workout das Training ab, ohne es mit einem Cool down langsam ausklingen zu lassen, braucht der Körper viel länger, um diese Abfallstoffe abzubauen. Dadurch verzögert sich die Regeneration des Körpers. Deshalb sollten Sie nach dem Hanteltraining Ihren Körper durch sanftes »Auslaufen« noch

Gut zu wissen

Die Stretching-Übungen nach dem Hantel-Workout sollten:

- die Muskeln dehnen, die besonders intensiv gekräftigt worden sind
- nur 10 Sekunden dauern
- dynamisch erfolgen (kleine, sanfte Mini-Bewegungen)
- sanft, an der Dehnschwelle durchgeführt werden

Nie ohne Stretching!

Der letzte, abschließende Teil einer jeden Trainingseinheit ist das Stretching. Dabei werden die Muskeln sanft, aber nachhaltig in die Länge gezogen. Und das ist nach dem Gewichtstraining besonders wichtig. Denn: Bei jeder Kräftigungsübung spannen sich einzelne Muskeln an. Dabei zieht sich der Muskel zusammen, einige Muskelbestandteile schieben sich übereinander. Wenn der Muskel danach wieder gestreckt wird, schieben sie sich wieder auseinander. Aber – nicht vollständig. Nach jedem Muskeltraining bleibt eine erhöhte Anspannung des Muskels und eine leichte Verkürzung zurück. Um zu verhindern, dass diese Verkürzungen auf Dauer bestehen bleiben und dadurch den Körper ins muskuläre Ungleichgewicht bringen, müssen diese Muskeln nach dem Training wieder in ihre normale Ausgangslänge gezogen werden. Nach dem Hanteltraining sollten Sie vor allem die Muskeln dehnen, die Sie intensiv gekräftigt haben. Diese Stretching-Übungen finden Sie direkt im Anschluss an die Hantelübungen. Sie sollten diese Muskeln nicht statisch dehnen, sondern dynamisch.

Dynamisches Dehnen

Gehen Sie in die entsprechende Dehnposition. Nun machen Sie kleine, geführte, sanfte Mini-Bewegungen. Dabei wird das Gelenk, über das der gedehnte Muskel läuft, ein wenig gebeugt und wieder gestreckt. Achten Sie jedoch darauf, dass während der gesamten Übungszeit der Dehnreiz spürbar bleibt. Der Vorteil dieser Dehnmethode liegt darin, dass sie die Blutzufuhr zum Muskel und den Abtransport der Stoffwechselabfall-produkte nicht behindert. Statisches Stretching, bei dem eine Übung über längere Zeit in der Dehnposition gehalten wird, vermindert nachweislich die Durchblutung des Muskels und behindert dadurch auch dessen Regeneration.

Gegenbewegung zur Beugehaltung

Diese Übung bietet einen Ausgleich zum heute üblichen Alltagsverhalten mit langen Sitzphasen und typischen Bewegungsmustern wie nach vorn fallenden Schultern und gebeugtem oberen Rücken. Sie sollten sie deshalb zusätzlich in Ihr abschließendes Dehnprogramm einbauen.

1 Stellen Sie sich mit etwas mehr als hüftbreit geöffneten Beinen hin. Die Knie beugen und den Oberkörper in eine leichte Vorneige führen. Heben Sie Ihr Brustbein an, senken Sie Ihre Schulterblätter entlang der Wirbelsäule nach unten, bewegen Sie Ihren unteren Rippenbogen in Richtung Becken. Nun die Arme weit nach oben und außen anheben, ausstrecken und hinter den Körper bewegen. Dabei

sind die Arme im Schultergelenk nach außen gedreht, die Daumen zeigen nach außen. Jetzt ziehen Sie Ihre Fingerspitzen nach unten, drücken den Handballen nach oben und strecken Ihre Ellbogengelenke vollständig. Die Arme machen einen großen Halbkreis hinter dem Körper langsam bis nach unten. Sie dehnen dynamisch, wenn Sie in den unterschiedlichsten Positionen dieser Übung sanfte, rhythmische Mini-Bewegungen nach hinten machen.

Die Gegenbewegung zur Beugehaltung ist perfekt für die kleine Pause zwischendurch. Wenn Sie eine Zeit lang am Schreibtisch gearbeitet haben und sich verspannt fühlen – diese Bewegung richtet Sie wieder auf. Probieren Sie's aus!

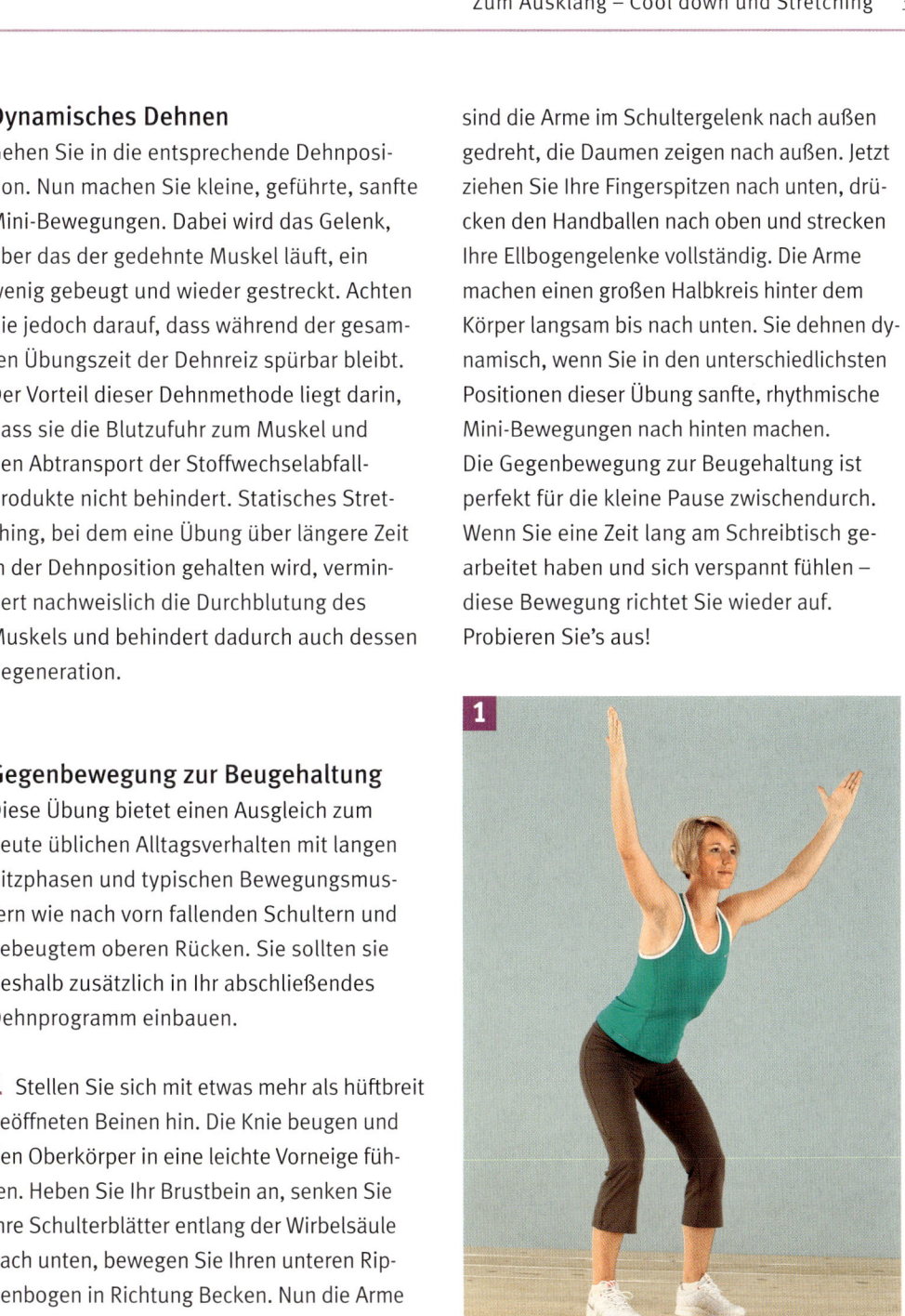

Die Hanteln richtig greifen

Es gibt mehrere Möglichkeiten die Hanteln zu greifen. Hier die wichtigsten:

1 Neutralgriff: In der Neutralstellung greift die Hand von außen um die Hantel. Der Handrücken zeigt nach außen, die Finger sind innen, der Daumen liegt vorn.

2 Obergriff: Beim Obergriff greifen Sie die Hantel von oben. Dabei rotiert der Arm etwas nach innen. Der Handrücken zeigt nach oben, der Daumen liegt innen.

3 Untergriff: Hier greifen Sie die Hantel von unten. Dabei rotiert der Arm nach außen. Der Handrücken zeigt nach unten, der Daumen befindet sich außen.

Das Handgelenk gerade halten!

Um das Handgelenk während des Trainings zu schützen, ist es wichtig, dass Sie das Gelenk gerade und stabil halten.

4 Dabei befindet sich das Handgelenk in einer geraden Linie mit dem Unterarm. Diese Position belastet das Gelenk achsengerecht und funktional.

5 + 6 Achten Sie darauf, dass Sie während aller Übungen das Gelenk niemals abknicken, weder nach oben noch nach unten und auch nicht zur Seite.

Verspannungen vermeiden!

Beim Hanteltraining neigen viele Menschen dazu, in der Schulter- und Nackenpartie zu verspannen.

7 Das hängt damit zusammen, dass sie automatisch die Hals- und Nackenmuskeln anspannen, sobald die Arme angehoben werden. Diesen Automatismus haben wir uns im Alltag angewöhnt.
Aber – das muss nicht sein. Zum Anheben der Arme, egal in welche Richtung, brauchen

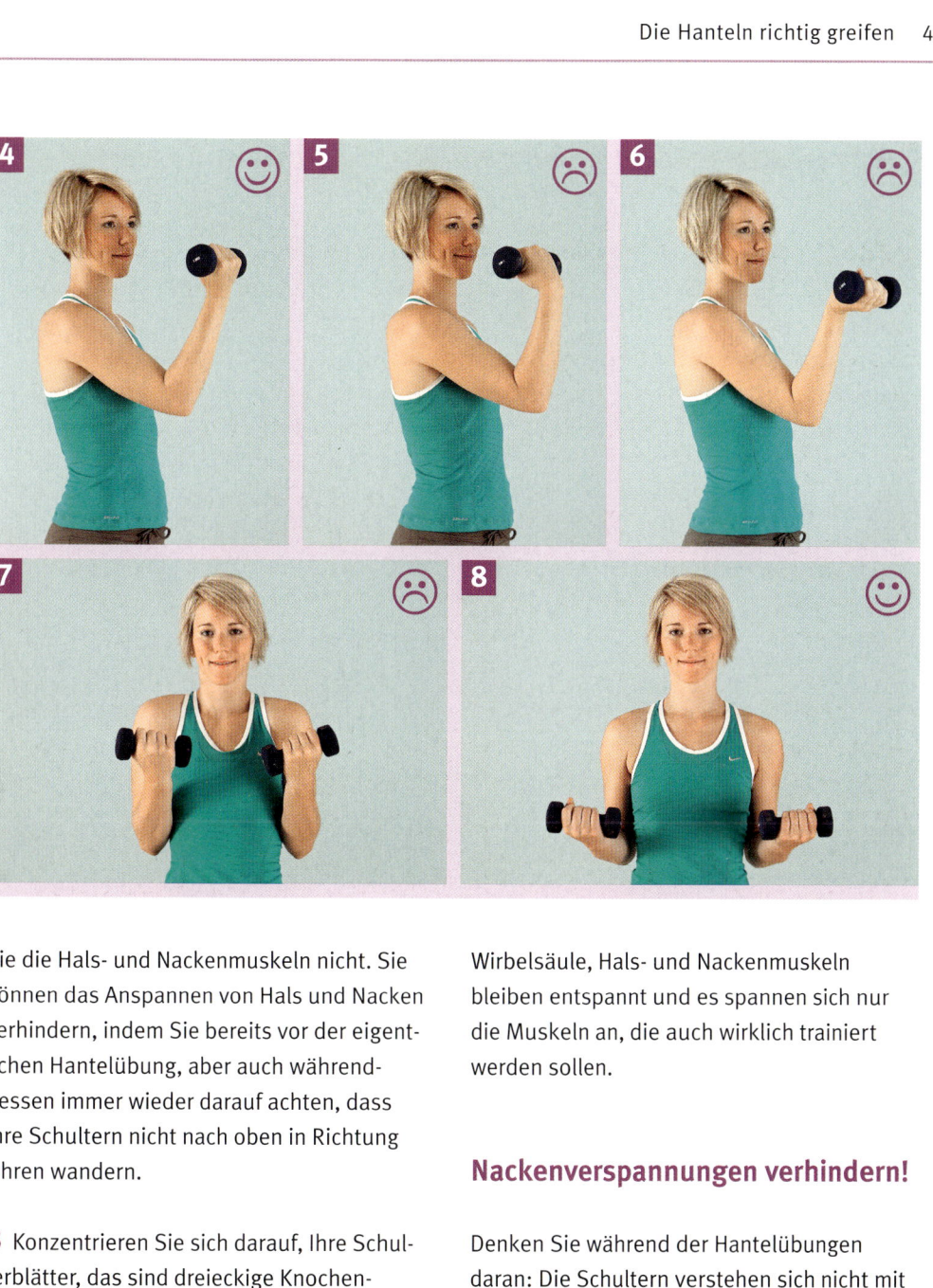

Sie die Hals- und Nackenmuskeln nicht. Sie können das Anspannen von Hals und Nacken verhindern, indem Sie bereits vor der eigentlichen Hantelübung, aber auch währenddessen immer wieder darauf achten, dass Ihre Schultern nicht nach oben in Richtung Ohren wandern.

8 Konzentrieren Sie sich darauf, Ihre Schulterblätter, das sind dreieckige Knochenplatten am oberen Rücken, nach unten zu bewegen. Stellen Sie sich dabei vor, dass Ihre Schulterblätter die Wirbelsäule entlang nach unten gleiten. Dadurch streckt sich die

Wirbelsäule, Hals- und Nackenmuskeln bleiben entspannt und es spannen sich nur die Muskeln an, die auch wirklich trainiert werden sollen.

Nackenverspannungen verhindern!

Denken Sie während der Hantelübungen daran: Die Schultern verstehen sich nicht mit den Ohren. Sie wollen nicht zu den Ohren nach oben. Sie verstehen sich viel besser mit dem Becken. Sie wollen dem Becken ein Stück näher kommen.

Übungen für feste Arme und wohlgeformte Schultern

Besonders bei Frauen sind Arme und Schultern oft schwach. Mit diesen Übungen trainieren Sie sich keine prallen Muskelpakete an, aber Sie tun etwas für die Festigkeit dieser Körperpartien.

Übungen für eine straffe Oberarmrückseite

Im Alltag benutzen wir die Muskeln der Oberarmrückseite viel zu selten. Das Bindegewebe verliert an Spannkraft, die Oberarme wirken weich und unstrukturiert. Mit diesen Übungen trainieren Sie Ihren Trizeps, das ist der größte

Muskel an der Rückseite der Oberarme. Ihre Oberarme werden wieder straff und fest.

Trizeps-Kickback

1 Machen Sie mit dem linken Bein einen großen Schritt nach vorn. Den Bauchnabel nach innen und oben ziehen, die Wirbelsäule strecken. Die Schulterblätter ziehen nach unten. Halten Sie eine Hantel in der rechten Hand und fixieren Sie sie an der rechten Hüfte. Der Ellbogen ist angewinkelt und zeigt nach hinten.

2 Nun den rechten Unterarm mit der Hantel nach hinten ausstrecken. Das Handgelenk

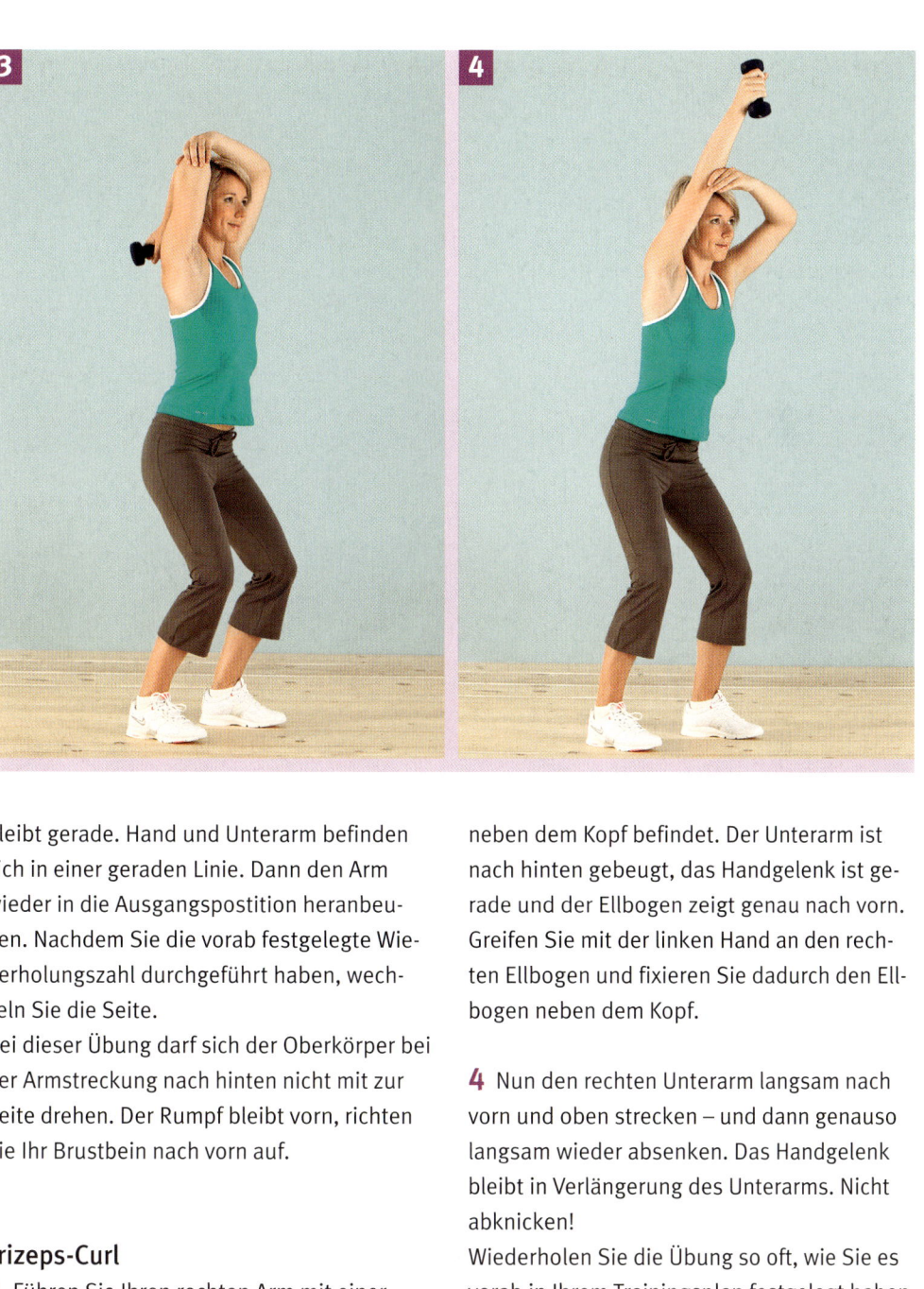

bleibt gerade. Hand und Unterarm befinden sich in einer geraden Linie. Dann den Arm wieder in die Ausgangspostition heranbeugen. Nachdem Sie die vorab festgelegte Wiederholungszahl durchgeführt haben, wechseln Sie die Seite.

Bei dieser Übung darf sich der Oberkörper bei der Armstreckung nach hinten nicht mit zur Seite drehen. Der Rumpf bleibt vorn, richten Sie Ihr Brustbein nach vorn auf.

Trizeps-Curl

3 Führen Sie Ihren rechten Arm mit einer Hantel nach oben, bis sich der Oberarm direkt neben dem Kopf befindet. Der Unterarm ist nach hinten gebeugt, das Handgelenk ist gerade und der Ellbogen zeigt genau nach vorn. Greifen Sie mit der linken Hand an den rechten Ellbogen und fixieren Sie dadurch den Ellbogen neben dem Kopf.

4 Nun den rechten Unterarm langsam nach vorn und oben strecken – und dann genauso langsam wieder absenken. Das Handgelenk bleibt in Verlängerung des Unterarms. Nicht abknicken!
Wiederholen Sie die Übung so oft, wie Sie es vorab in Ihrem Trainingsplan festgelegt haben und wechseln Sie dann die Seite.

Trizeps-Curl in Rückenlage

Legen Sie sich auf den Rücken und stellen Sie beide Füße etwa in Hüftbreite fest auf. Ziehen Sie Ihren Bauchnabel ein wenig nach innen und oben und schieben Sie Ihren Hinterkopf über die Matte nach hinten, um den Nacken zu strecken.

1 Greifen Sie im Neutralgriff mit jeder Hand eine Hantel. Dabei befinden sich die Handrücken außen. Die Ellbogen zeigen genau nach oben und die Unterarme sind nach hinten abgewinkelt.

Achten Sie wiederum darauf, dass sich das Handgelenk in Verlängerung des Unterarms befindet. Es knickt nicht unnatürlich ab.

2 Nun beide Unterarme gleichzeitig langsam und konzentriert nach vorn strecken – und dann genauso langsam wieder beugen.

Strecken Sie den Arm nach oben nicht vollständig durch, sondern lassen Sie das Ellbogengelenk ganz leicht gebeugt. Das schützt Gelenke und Bänder. Der Atem soll ruhig fließen, nicht die Luft anhalten!

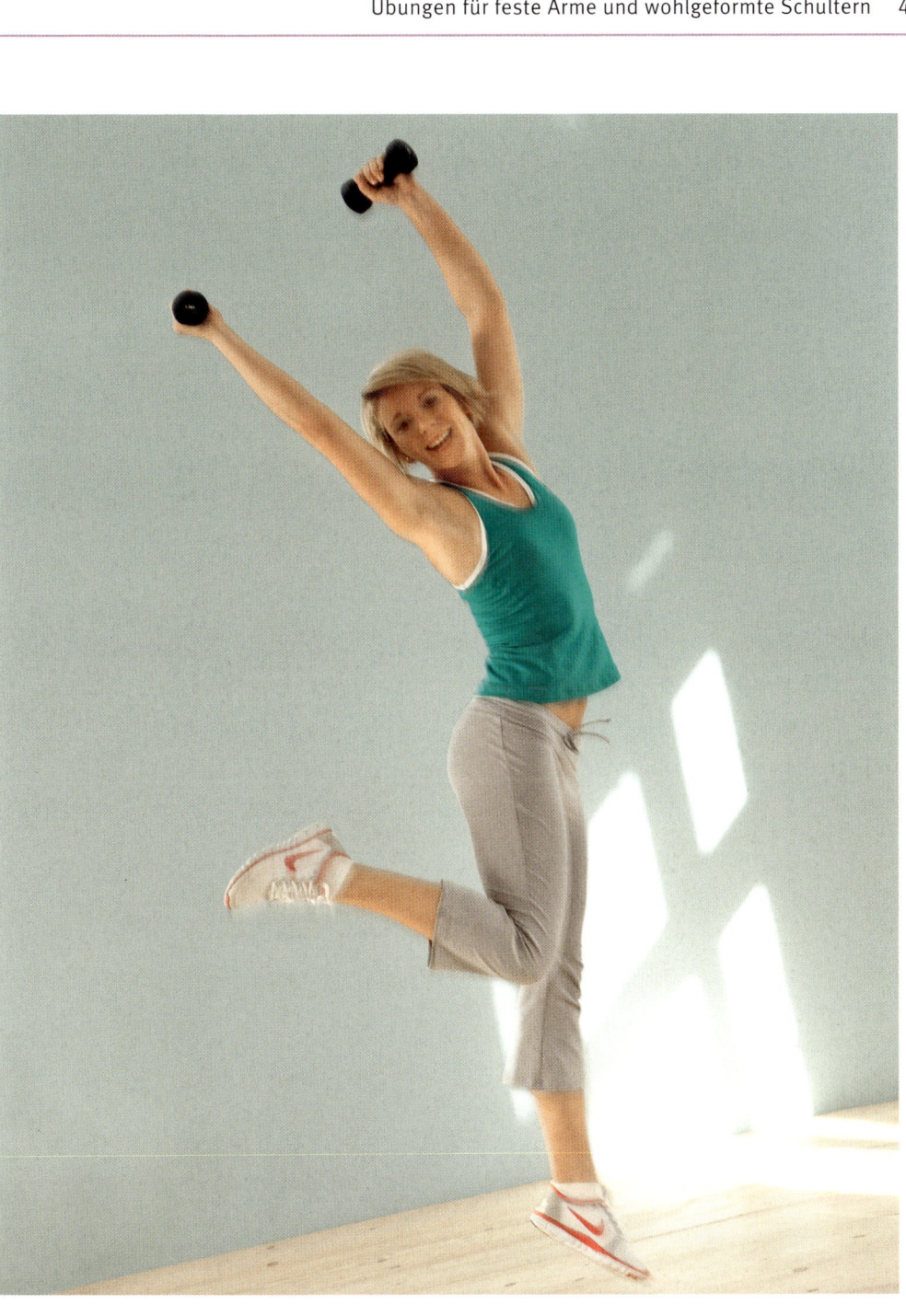

Regelmäßiges Hanteltraining strafft die Figur und bringt auch vernachlässigte Körperpartien wieder in ansehnliche Form.

Überkopf heben und Trizeps-Curl

Diese Kombinationsübung trainiert sowohl die Schultern als auch die Rückseite der Oberarme.

Diese Übung ist ein wenig komplizierter, weil sie aus mehreren Teilbewegungen zusammengesetzt ist. Dafür werden aber auch mehrere Muskelgruppen gleichzeitig trainiert.

Und: Sie macht besonders viel Spaß, vor allem, wenn Sie dazu eine rhythmische Musik im 4/4-Takt auflegen. Probieren Sie's aus!

1 Gehen Sie in den stabilen Stand. Beide Knie sind leicht gebeugt.

Die Füße sind hüftbreit geöffnet. Die Arme befinden sich in entspannter Position seitlich neben dem Körper.

Fassen Sie beide Hanteln im Neutralgriff, der Handrücken ist außen.

2 Nun die Unterarme nach oben anwinkeln, die Hanteln befinden sich nun direkt vor den Schultern.

3 Im zweiten Teil der Übung heben Sie beide Arme und strecken sie über den Kopf. Dabei befinden sich die Oberarme neben den Ohren und die Ellbogen zeigen nach vorn.

4 Jetzt kommt der Trizeps-Curl:
Lassen Sie beide Unterarme nach unten sinken und strecken Sie sie wieder. Insgesamt 2-mal.
Dann die Hanteln wieder erst langsam zu den Schultern und anschließend bis nach unten senken.
Wiederholen Sie die gesamte Bewegungssequenz mehrere Male.

Mein Rat

Üben Sie rhythmisch zu Musik im $4/4$-Takt. Eine Übungssequenz dauert 8 Musikschläge.
1: Arme heben zu den Schultern
2: Arme heben über den Kopf
3: Unterarme nach hinten anwinkeln
4: Unterarme strecken
5: Unterarme beugen
6: Unterarme strecken
7: Arme zu den Schultern senken
8: Arme nach unten sinken lassen

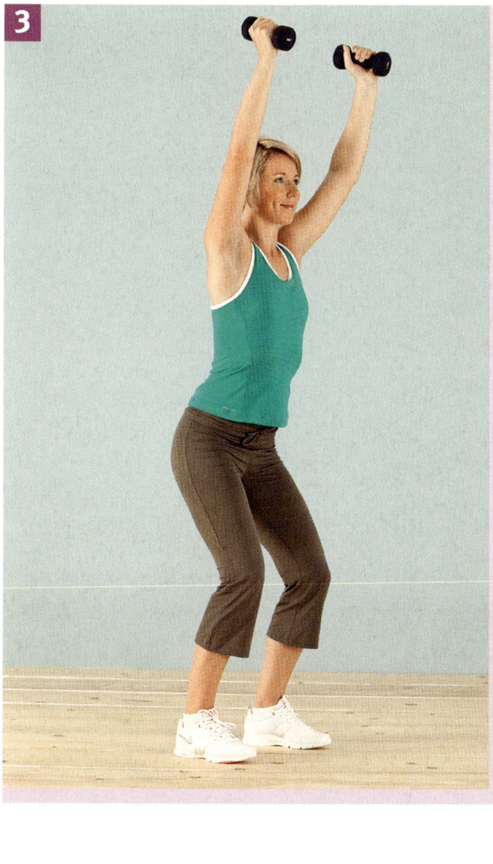

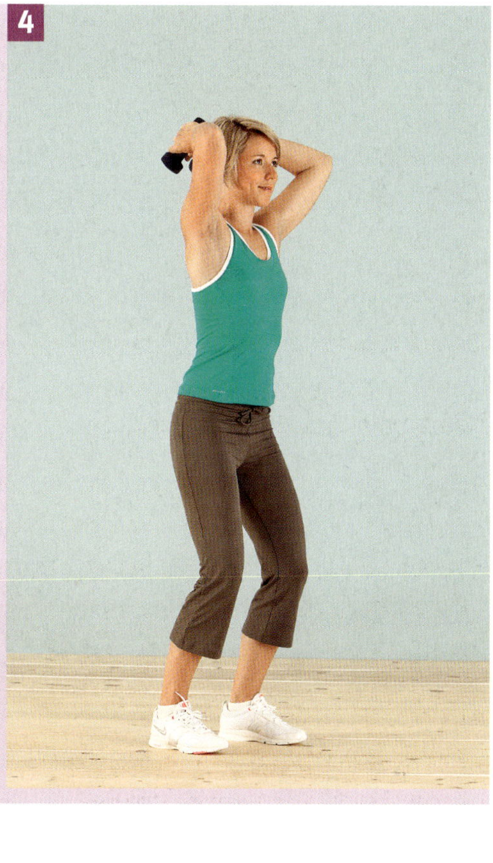

Übungen für die Oberarmvorderseite

Der größte Muskel an der Armvorderseite ist der Bizeps. Der Bizeps wird bei vielen Alltagsaktivitäten angespannt, zum Beispiel wenn Sie eine schwere Tasche anheben oder tragen. Deshalb reicht es aus, wenn Sie diesen Muskel mit einer oder zwei Übungen nur ein paar Minuten lang trainieren.

Bizeps-Curl

1 Gehen Sie in eine leichte Grätschposition und beugen Sie Ihre Knie. Die Fußspitzen zeigen ein wenig nach außen und die Knie zeigen exakt in die gleiche Richtung wie die Fußspitzen. Die Kniegelenke befinden sich senkrecht über den Fußgelenken. Ziehen Sie den Bauchnabel ein wenig nach innen und oben und senken Sie Ihre Schultern nach unten. Halten Sie beide Hanteln im Untergriff vor dem Körper. Die Oberarme liegen seitlich am Körper an.

Nun den Ellbogen beugen und dabei die Unterarme ganz langsam in Richtung Schultern heranziehen.

Dann die Unterarme wieder langsam nach unten sinken lassen. Die Ellbogengelenke jedoch nicht vollständig durchstrecken.

Bizeps-Curl im Neutralgriff

2 Gehen Sie in die gleiche Ausgangsposition wie vorher.

Greifen Sie die Hanteln in der neutralen Griffposition, die Handrücken zeigen nach außen. Fixieren Sie Ihre Oberarme am Körper, die Unterarme zeigen genau nach vorne. Ober- und Unterarm bilden einen 90-Grad-Winkel. Nun machen die Unterarme kleine Bewegungen nach oben – und wieder nach unten. Nicht mehr als jeweils 5 Zentimeter. Die Oberarme bleiben seitlich am Körper fixiert.

Die Übung wird intensiver, wenn Sie die Bewegungsamplitude verkürzen. Heben und senken Sie den Unterarm nur so weit, dass Sie die Muskelspannung im Oberarm die ganze Zeit über sehr intensiv spüren.

Zum Ausgleich – Hände und Finger strecken

Wer Hand- oder Fingergelenke über längere Zeit beugt und die Unterarmmuskeln anspannt, z. B. beim Greifen einer Hantel, der sollte zum Ausgleich die Muskeln der Unterarme, der Finger und der Hände wieder in die Länge ziehen. Gleiches gilt natürlich auch, wenn Sie viele Stunden lang am Computer geschrieben, ein Musikinstrument gespielt oder einen Tennisschläger gehalten haben.

Handbeuge

Diese Übung dehnt die Muskeln der Unterarmaußenseite. Sie sind dafür verantwortlich, die

Hand und die Finger zu strecken. Diese Übung ist ein guter Ausgleich nach dem Hanteltraining, bei dem Hände und Finger über längere Zeit gebeugt oder angespannt worden sind. Sie tut Ihren Händen gut und entspannt die Muskeln. Probieren Sie es aus!

- Stellen Sie sich aufrecht hin. Den rechten Arm lang nach vorn ausstrecken und die Hand aus dem Handgelenk locker nach unten fallen lassen. Ballen Sie eine Faust.
- Nun mit der linken Hand den nach unten hängenden rechten Handrücken greifen und ihn sanft in Richtung zum Unterarm des ausgestreckten Armes führen. Strecken Sie den rechten Arm vollständig durch.
- Halten Sie die Dehnposition etwa 10 Sekunden lang und wiederholen Sie die Übung dann mit dem anderen Arm.

Hand- und Fingerstreckung

Die Muskeln der Unterarm-Innenseite beugen die Hände und die Finger. Sie sind häufig verkürzt und brauchen zum Ausgleich regelmäßiges Stretching – vor allem nach einem Hanteltraining.

- Strecken Sie den linken Arm vor dem Körper aus und führen Sie die Fingerspitzen nach oben.
- Greifen Sie mit der rechten Hand die Finger der linken Hand und ziehen Sie sie sanft zum Körper heran. Das Ellbogengelenk ist fast vollständig gestreckt. Die Finger werden so weit wie möglich durchgestreckt.
- Halten Sie die Dehnposition etwa 10 Sekunden lang und wechseln Sie dann die Seite.

1 Übungen für schöne, wohlgeformte Schultern

Der Deltamuskel ist der größte Schulter-muskel. Er gibt den Schultern die runde Form. Doch tiefer liegende, kleine Mus-keln um die Gelenke herum sind mindes-tens genauso wichtig: Sie stabilisieren die Gelenke und schützen sie damit vor Ab-nutzungserscheinungen.

Überkopf-Push

1 Stellen Sie sich mit leicht gegrätschten Bei-nen aufrecht hin. Die Knie sind gebeugt, die Fußspitzen zeigen etwas nach außen. Lassen Sie Ihre Schulterblätter nach unten gleiten. Die Arme werden auf der Seite so angehoben, dass sich die Ellbogen auf Höhe der Schultern befinden und die Unterarme nach oben zei-gen. Die Handrücken zeigen nach hinten. Nun die Arme langsam über die Seite nach oben anheben und die Hanteln aufeinander zu bewegen. Sie berühren sich jedoch nicht. Die Ellbogen bleiben während der gesamten Bewegung immer leicht gebeugt. Dann ganz langsam die Arme wieder bis in die Ausgangsposition zurück senken und wieder anheben.

Außenrotation

2 Gehen Sie in die gleiche Ausgangsposition wie oben. Nun die Oberarme seitlich am Kör-per fixieren, die Hände greifen die Hanteln im Untergriff. Die Unterarme zeigen nach vorne, die Daumen nach außen. Ziehen Sie Ihre

Schultern nach unten in Richtung Becken und strecken Sie Ihren Nacken.

Bewegen Sie jetzt die Unterarme langsam weit nach außen, ohne dass sich die Oberarme und die Ellbogen vom Körper lösen. Und genauso langsam die Unterarme wieder nach vorn bewegen.

Seitheben
3 Sie stehen mit leicht gegrätschten Beinen, die Knie sind etwas gebeugt. Die Arme befinden sich mit leicht gebeugten Ellbogen neben dem Körper.

Die Hanteln werden im Neutralgriff so gegriffen, dass die Handrücken nach außen zeigen. Den Bauchnabel nach innen einziehen und den Nacken in die Länge ziehen.

Nun die im Ellbogen leicht gebeugten Arme langsam seitlich anheben – bis auf Schulterhöhe. Und genauso langsam wieder sinken lassen.

Denken Sie daran – schön langsam heben und auch wieder sinken lassen. Zählen Sie während Sie die Arme heben: 1 – 2 – 3, und genauso beim Runtergehen: 1 – 2 – 3. Überstrecken Sie die Ellbogen nicht.

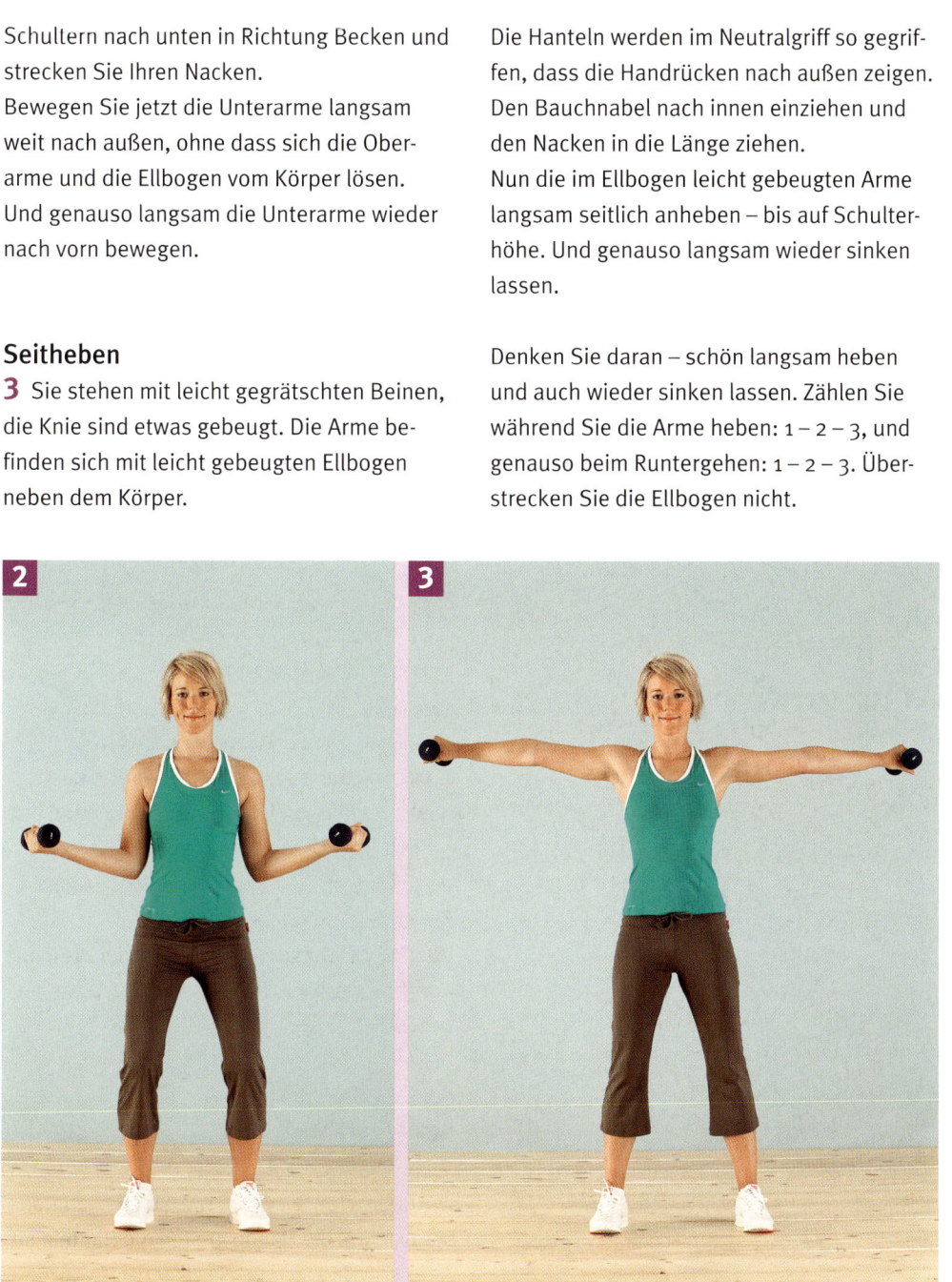

Außenrotation in Seitlage

Diese Übung wird zur Abwechslung auf einer Matte im Liegen durchgeführt.

Legen Sie sich auf die rechte Seite, winkeln Sie Ihre Knie an und legen Sie Ihren Kopf gemütlich auf dem Oberarm ab.

Sie halten eine Hantel in der linken Hand, der Ellbogen liegt rechtwinklig dicht am Körper. Die Hantel ist am Boden abgelegt.

1 Nun den linken Unterarm anheben und in einem Halbkreis nach oben führen. In der Endposition zeigt der Unterarm zur Decke nach oben. Der Ellbogen bleibt am Körper.

Dann langsam den Unterarm wieder zurück in die Ausgangsposition führen. Seitenwechsel nicht vergessen.

Der Indianergruß

Der Indianergruß ist eine komplexe Übung, die mehrere Muskelgruppen kombiniert trainiert. Das macht die Übung anspruchsvoll, aber auch interessanter.

Probieren Sie die Übung erst ganz langsam ohne Hanteln aus. Erst wenn Sie den Bewegungsablauf ganz sicher beherrschen, nehmen Sie die Hanteln dazu. Wählen Sie ein Gewicht, das nicht zu hoch ist, damit Sie die Bewegung sicher und kontrolliert durchführen können.

Sie können den Indianergruß besonders gut auf rhythmische, nicht allzu schnelle Musik durchführen. Eine Bewegung dauert dabei 4 Taktschläge.

2 Sie stehen mit leicht gegrätschten Beinen, die Knie sind etwas gebeugt. Die Oberarme seitlich am Körper fixieren, die Unterarme zeigen nach vorn. Umfassen Sie die Hanteln im Neutralgriff. Heben Sie die Arme seitlich an bis auf Höhe der Schultern. Dabei bilden Oberarm und Unterarm einen 90-Grad-Winkel. Unterarme zeigen nach vorne, Ellbogen nach hinten.

3 Nun die Unterarme nach oben drehen, die Handrücken zeigen jetzt nach hinten. Dann genauso zurück: Zunächst die Unterarme zurückbewegen, bis sie wieder nach vorn zeigen. Und erst im letzten Schritt die Arme sinken lassen und die Oberarme wieder am Körper fixieren.

Lassen Sie nicht die Stretching-Übungen von Seite 54 und 55 aus! Die Dehnung nach einem anstrengenden Muskeltraining sollte sanft sein. Denn: Nach einem intensiven Muskeltraining weist der gedehnte Muskel kleine Mini-Verletzungen auf. Diese Mini-Verletzungen sind jedoch normal, da sie die Anpassung des Muskels an die Belastung veranlassen. Wenn Sie nun sehr intensiv dehnen, würden Sie dadurch jedoch die Verletzungen vergrößern. Dehnen Sie deshalb nur an der Dehnschwelle. Das ist der Punkt, an dem Sie die Dehnspannung zum ersten Mal wahrnehmen, wenn Sie in eine Dehnposition hineingehen.

Achten Sie darauf, dass Sie die Stretching-Übungen auf beiden Seiten – rechts und links – machen. Atmen Sie dabei ruhig und fließend weiter.

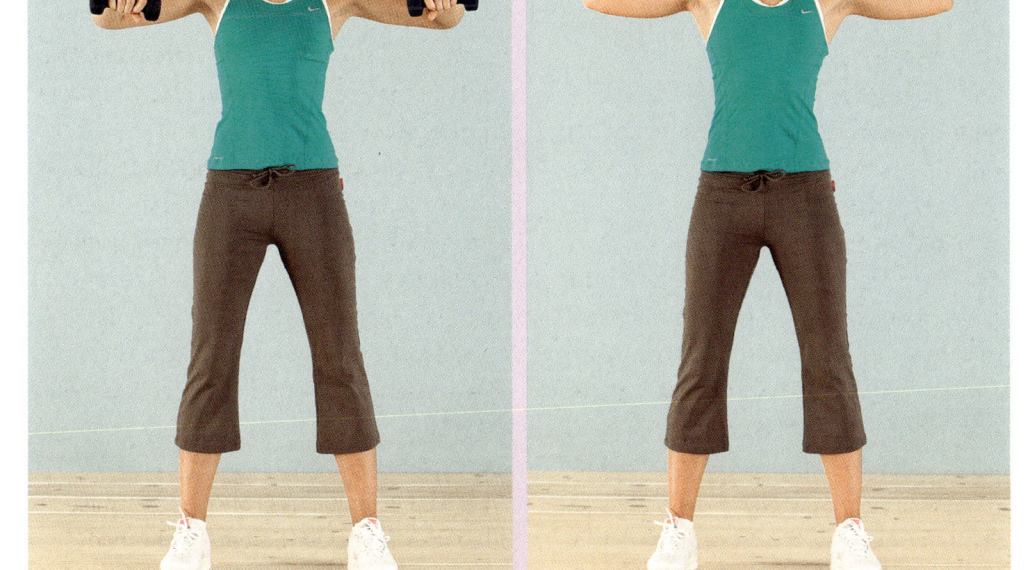

Stretching für Arme und Schultern

Mit diesen Übungen sollten Sie Ihr Hanteltraining für Arme und Schultern abschließen, um die beanspruchten Muskeln wieder zu dehnen. Halten Sie die Dehnungsposition bei diesen Übungen zehn Sekunden lang. Dehnen Sie sanft an der Dehnschwelle.

Trizeps-Stretch

1 Stellen Sie sich aufrecht mit hüftbreit geöffneten Beinen hin, die Füße zeigen nach vorn. Beugen Sie die Knie und ziehen Sie den Bauchnabel nach innen und oben ein. Nun den rechten Arm nach oben anheben, den Unterarm anwinkeln und die Hand in den Nacken legen. Fassen Sie mit der linken Hand von oben auf das Ellbogengelenk. Ziehen Sie dann mit der Hand den Ellbogen in Richtung zur gegenüberliegenden Schulter. Wiederholen Sie diese Übung mit dem linken Arm. Achten Sie darauf, dass der untere Rippenbogen sich nicht nach oben hebt, schieben Sie die unteren Rippenbögen nach unten in Richtung Becken. Halten Sie auch den Oberkörper stabil. Es passiert leicht, dass sich durch den Zug am Ellbogen auch der Oberkörper zur Seite neigt. Verhindern Sie das, halten Sie die Wirbelsäule gerade.

Bizeps-Stretch

2 Stellen Sie sich aufrecht hin. Legen Sie die linke Hand an die rechte Beckenseite. Diese Hand kontrolliert, dass das Becken während

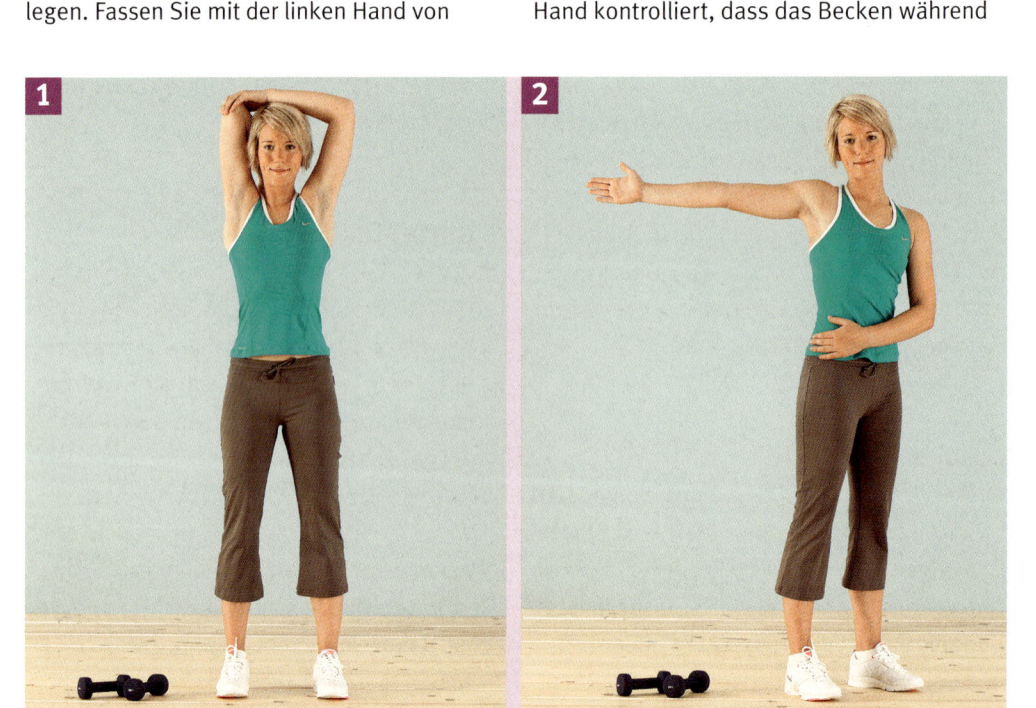

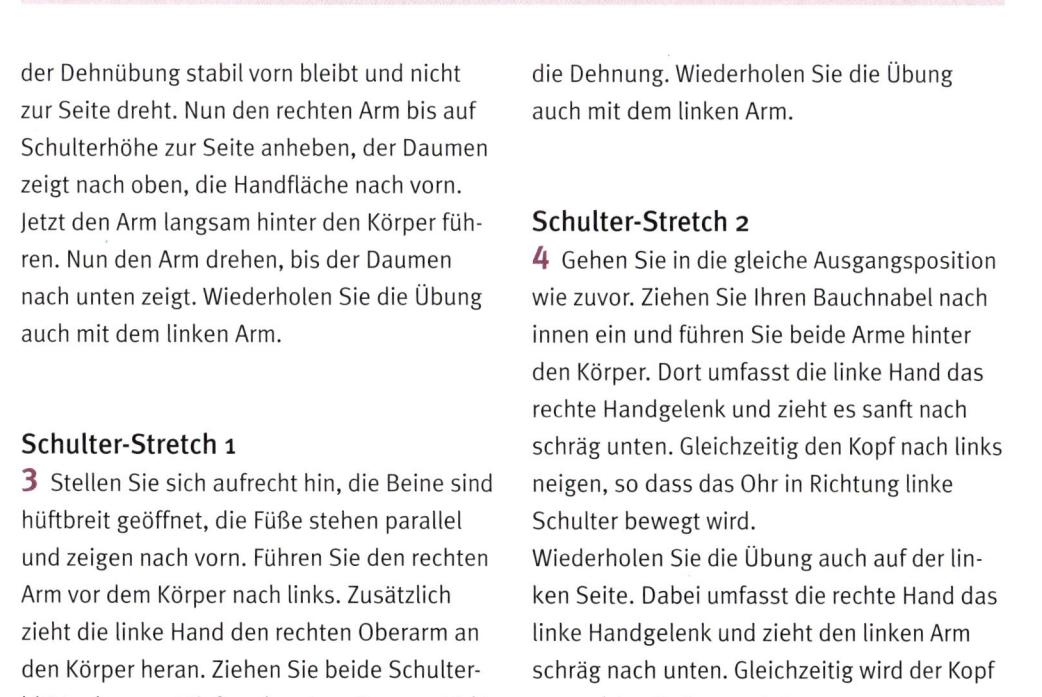

der Dehnübung stabil vorn bleibt und nicht zur Seite dreht. Nun den rechten Arm bis auf Schulterhöhe zur Seite anheben, der Daumen zeigt nach oben, die Handfläche nach vorn. Jetzt den Arm langsam hinter den Körper führen. Nun den Arm drehen, bis der Daumen nach unten zeigt. Wiederholen Sie die Übung auch mit dem linken Arm.

Schulter-Stretch 1

3 Stellen Sie sich aufrecht hin, die Beine sind hüftbreit geöffnet, die Füße stehen parallel und zeigen nach vorn. Führen Sie den rechten Arm vor dem Körper nach links. Zusätzlich zieht die linke Hand den rechten Oberarm an den Körper heran. Ziehen Sie beide Schulterblätter bewusst tief nach unten. Das verstärkt

die Dehnung. Wiederholen Sie die Übung auch mit dem linken Arm.

Schulter-Stretch 2

4 Gehen Sie in die gleiche Ausgangsposition wie zuvor. Ziehen Sie Ihren Bauchnabel nach innen ein und führen Sie beide Arme hinter den Körper. Dort umfasst die linke Hand das rechte Handgelenk und zieht es sanft nach schräg unten. Gleichzeitig den Kopf nach links neigen, so dass das Ohr in Richtung linke Schulter bewegt wird.
Wiederholen Sie die Übung auch auf der linken Seite. Dabei umfasst die rechte Hand das linke Handgelenk und zieht den linken Arm schräg nach unten. Gleichzeitig wird der Kopf zur rechten Seite geneigt.

Übungen für ein schönes Dekolletee

Keine Übung der Welt kann einen kleinen Hängebusen praller machen. Denn schließlich hat der Busen selbst überhaupt keine Muskeln, er besteht aus Bindegewebe, Fettgewebe und aus vielen Milchdrüsen. Die Brustmuskeln liegen erst darunter. Doch wenn diese durch ein gezieltes Workout gekräftigt werden, erhält der gesamte Oberkörper mehr Spannkraft. Brust-, Schulter- und obere Rückenmuskeln gemeinsam richten den Oberkörper auf und heben den Busen nach oben – wie ein natürlicher Push-up-BH.

Butterfly

Stellen Sie sich mit hüftbreit geöffneten Beinen und leicht gebeugten Knien hin. Ziehen Sie den Bauchnabel nach innen und oben und die Schulterblätter nach unten.
Die Arme so anheben, dass sich die Ellbogen auf Schulterhöhe befinden und die Unterarme nach oben zeigen.
Die Hände umgreifen die Hanteln so, dass der Handrücken hinten ist. Achten Sie darauf,

dass die Handgelenke gerade und stabil sind. Zwischen Ober- und Unterarm bildet sich ein 90-Grad-Winkel.
Die Schultern bewegen abwärts, weg von den Ohren.

1 Nun die Arme so vor den Körper bewegen, dass die Ellbogen sich weiterhin auf Höhe der Schultern befinden.
Die Unterarme möglichst nah zusammenbringen. Die Handrücken zeigen nun nach außen. Und dann die Arme wieder langsam zur Seite öffnen.

Push-up

2 Im Stand die Arme so vor dem Körper anwinkeln, dass die Ellbogen sich auf Schulterhöhe befinden und die Unterarme parallel zueinander nach oben zeigen.
Die Handrücken befinden sich auf der Außenseite. Drücken Sie die Unterarme, wenn möglich, ein wenig gegeneinander und spannen Sie Ihre Brustmuskeln an. Nun die Ellbogen und die Unterarme noch etwas höher heben – und wieder bis auf Schulterhöhe zurück sinken lassen.

Die beste Pflege für ein zauberhaft schönes Dekolletee

Die Haut am Dekolletee ist sehr zart und empfindlich. Sie ist mit wenig Talgdrüsen ausge-

Mein Rat

Kombinieren Sie Ihre Atmung mit der Bewegung: Sie atmen ein, wenn die Arme sich zur Seite bewegen. Sie atmen aus, wenn die Unterarme vor dem Körper zusammenkommen.

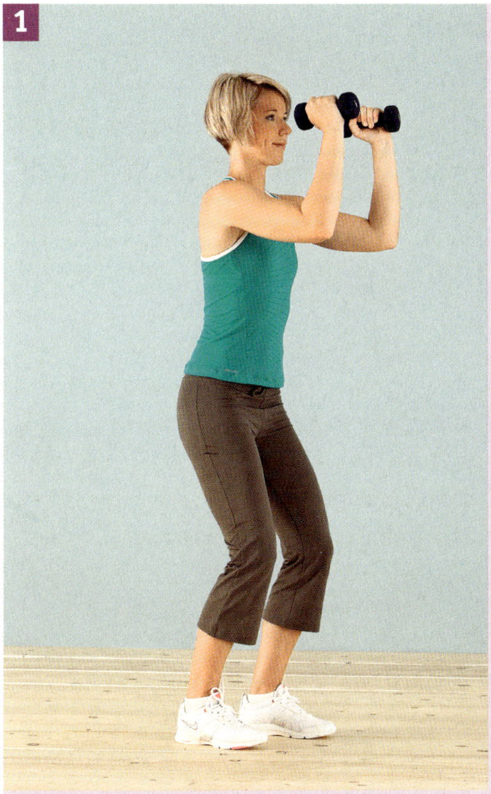

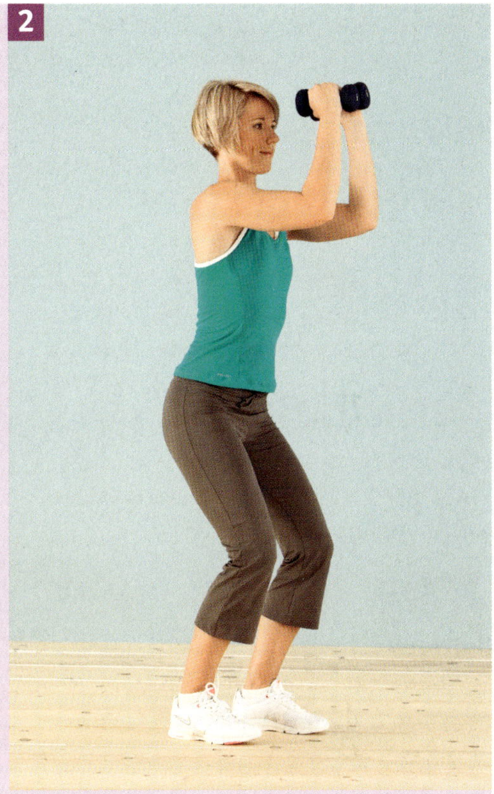

stattet und wird deshalb kaum auf natürliche Art und Weise gefettet und dadurch geschmeidig und glatt gehalten. In dieser sensiblen Körperregion zeigen sich deshalb die Sünden, die man seiner Haut durch Sonnenbäder oder mangelndes Eincremen antut, meist zuallererst: Falten, kleinste Risse, gut sichtbare Linien in der Haut.

Wohltuend – sanfte Massagen

Die empfindliche Haut am Dekolletee braucht viel Feuchtigkeit. Pflegen Sie den Bereich zwischen Hals und Brustansatz regelmäßig mit feuchtigkeitsspendenden Bodylotions oder reichhaltigen Spezialcremes. Mit diesen sanften Massagegriffen können Sie Pflege-Cremes besonders gut einmassieren:

● Klavier spielen: Trommeln Sie mit den Fingerspitzen kreuz und quer über das Dekolletee, fast so, als würden Sie Klavier spielen. Diese Klopfmassage verteilt Cremes und bringt sie gut unter die Haut.

● Streichmassage: Vom Brustbein ausgehend mit der rechten Handfläche oberhalb der Brust nach links oben streichen, bis zum Schlüsselbein. Schön sanft, immer rechts und links im Wechsel.

Busen-Lift

Legen Sie sich auf den Rücken und stellen Sie beide Füße auf. Ziehen Sie Ihren Bauchnabel nach innen und oben und Ihre Wirbelsäule in die Länge. Sie halten in jeder Hand eine Hantel und heben die Arme über den Kopf mit leicht gebeugten Ellbogen an.

1 Die Handrücken zeigen nach außen. Nun die Arme langsam nach außen und unten öffnen, dabei einatmen. Die Ellbogen bleiben gebeugt. Mit dem Ausatmen die Arme wieder anheben und zur Mitte zurückführen.

Push up in Rückenlage

Legen Sie sich auf den Rücken und stellen Sie Ihre Füße etwa hüftbreit auf. Nehmen Sie in jede Hand eine Hantel und legen Sie Ihre Oberarme auf Schulterhöhe seitlich ab. Die Ellbogen berühren den Boden, die Unterarme zeigen nach oben zur Decke.

2 Gemeinsam mit dem Ausatmen heben Sie die Arme und führen die Gewichte in einem Bogen nach oben.
Im zweiten Teil dieser Aufwärtsbewegung bewegen Sie die Ellbogen aufeinander zu. Dabei drehen Sie die Handflächen nach innen und die Unterarme in die Parallele. Die Ellbogen bleiben gebeugt.
Danach einatmen und die Hanteln wieder langsam absenken, aber nicht so tief, dass die Ellbogen auf den Boden tippen. Kurz vorher stoppen und von dort aus zur nächsten Wiederholung wieder anheben.

Stretching für die Brustmuskeln

Es ist sehr wichtig, die Brustmuskeln nach dem Training wieder zu dehnen. Denn sie neigen durch unser gewohnheitsmäßiges Verhalten im Alltag sowieso schon zu Verkürzungen. Die Brustmuskeln sind an allen Bewegungen der Arme vor dem Körper beteiligt. Sehr häufig nehmen wir im Alltag Körperhaltungen im Sitzen oder Stehen ein, bei denen wir das Brustbein senken und die Schultern nach vorn hängen lassen. Um sich auf Dauer gesund und aufrecht halten zu können, brauchen Sie entsprechende Gegenbewegungen, die die Brustmuskeln dehnen, das Brustbein aufrichten und die Schultern nach hinten und unten bewegen. Das Training der Brustmuskeln verstärkt diese Tendenzen. Deshalb ist die Dehnung der Brustmuskeln nach dem Workout besonders wichtig.

Herzöffner

Legen Sie sich auf die rechte Körperseite, das linke Bein zum Körper heranziehen und vor dem Körper im 90-Grad-Winkel auf dem Boden ablegen.
Der rechte Arm liegt vor dem Körper auf dem Boden, den linken Arm senkrecht zur Decke anheben.

3 Nun den linken Arm so weit wie möglich nach oben und außen führen.
Nach etwa 10 Sekunden die Dehnung lösen und die Übung auf der anderen Seite wiederholen.

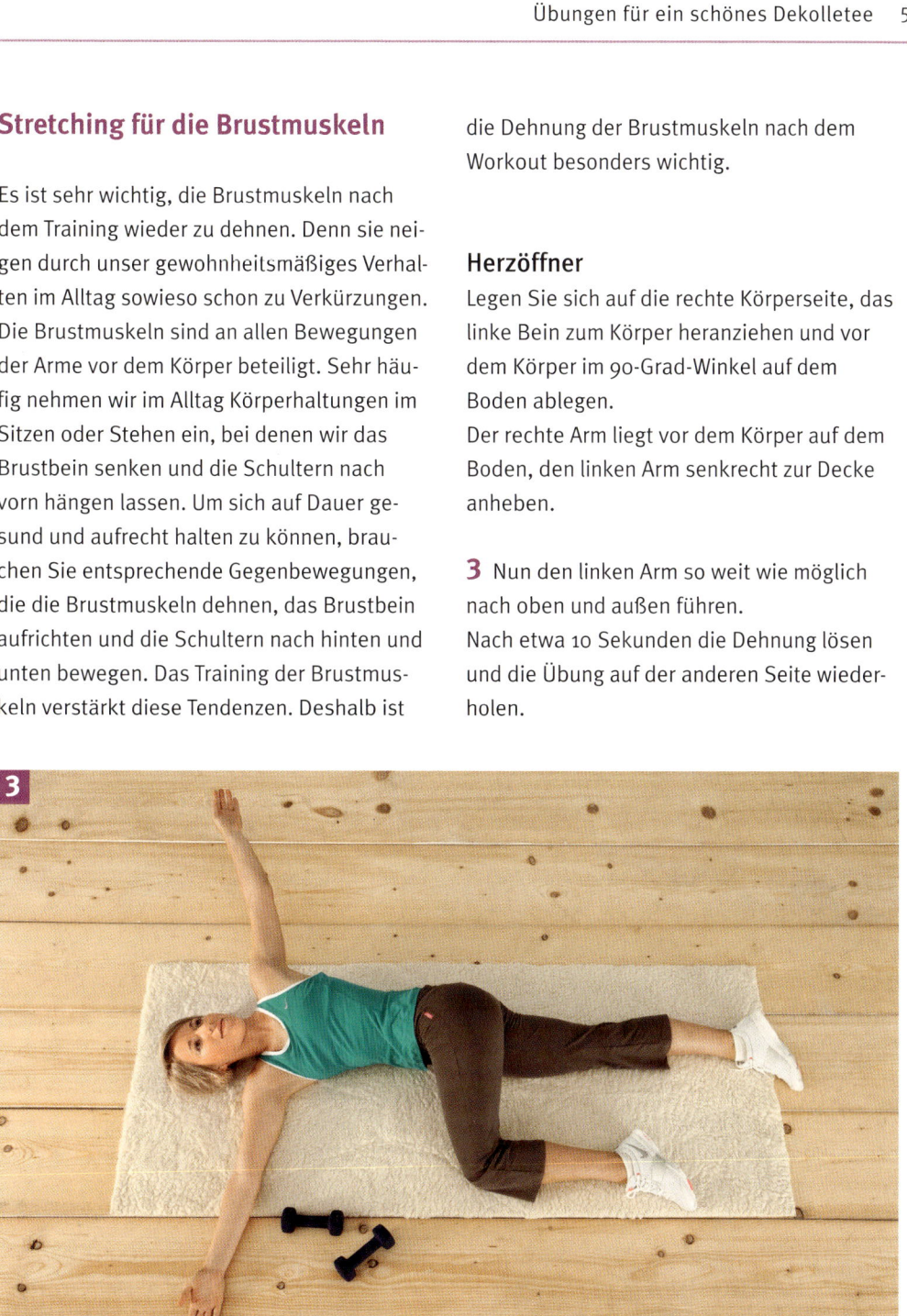

Mein Rat

Jeder, der gesund ist, kann auch mit Hanteln trainieren. Um die Figur zu formen, ist diese Art des Muskeltrainings besonders geeignet. Doch auch Frauen, die aktiv etwas gegen Rückenschmerzen tun möchten, haben gute Chancen, mit speziellen Hantelübungen etwas zu ihrer Rückengesundheit beizutragen.

Sicherheit geht allerdings immer vor! Vor allem, wenn Sie über 35 Jahre alt sind, längere Zeit keinen Sport gemacht haben oder ein paar Kilogramm zu viel auf die Waage bringen, ist ein ärztlicher Check up vor dem Training wichtig. Bei Bluthochdruck oder Herzproblemen kann es sein, dass der Arzt Ihnen vom Training mit Hanteln abrät.

Türrahmen-Stretch

1 Den rechten Unterarm gegen einen Türrahmen lehnen, der Ellbogen ist etwas unterhalb des Schultergelenks, und mit dem rechten Bein einen Schritt nach vorn machen.

Jetzt das ganze Körpergewicht nach vorn verlagern. Spüren Sie die Dehnung im Brustbereich? Prima, dann ist es genau richtig! Halten Sie die Dehnung insgesamt etwa 10 Sekunden lang. Versuchen Sie, zwischendurch kleine, sanfte Wippbewegungen zu machen, indem Sie den Dehnzug verstärken und wieder verringern. Immer im Wechsel. Der Dehnreiz muss aber die ganze Zeit über spürbar bleiben. Das hält die Durchblutung des Muskels aufrecht.

Dann zur anderen Seite des Türrahmens drehen, den linken Unterarm gegen den Türrahmen lehnen und mit dem linken Bein einen Schritt nach vorn machen. Achten Sie dabei auf einen rutschfesten Stand. Mit Socken auf einem glatten Boden könnten Sie ausrutschen und sich dabei wehtun.

1

Übungen für schlanke Beine und einen festen Po

Schöne, schlanke Beine ziehen Blicke auf sich – ob im Mini-Rock, in Shorts oder auf High Heels. Leider setzt sich Cellulite – sogar bei sehr schlanken Frauen – besonders gern an den Beinen ab. Deshalb ist es wichtig, mit regelmäßigen Muskel-Workouts die Beinmuskeln zu festigen und damit auch das Bindegewebe zu straffen. Unsere Beinübungen sorgen für einen starken Auftritt!
Wer sich einen knackigen Po wünscht, muss bereit sein, dafür etwas zu tun. Die Übungen für einen festen Po verhindern, dass unser Hinterteil zum schlaffen Durchhänger wird.

Übungen für die Beine

Lange, schlanke Beine – das wünscht sich fast jede Frau! Leider kann man die Länge seiner Beine nicht beeinflussen, wohl aber die Erscheinung. Unsere Workouts stärken die Muskeln an den Oberschenkeln, sie festigen das Bindegewebe und straffen die darüber liegende Haut.

Schritt-Kniebeuge
Gehen Sie in die Schrittstellung, der linke Fuß ist vorn, der rechte ist hinten. Der vordere Fuß steht mit der ganzen Sohle fest auf dem Boden, die hintere Ferse ist angehoben. Beide Fußspitzen zeigen exakt nach vorn. Sie halten in einer Hand je eine Hantel im Neutralgriff, der Handrücken zeigt nach außen.

1 Nun das rechte Knie in Richtung Boden langsam absenken – und genauso langsam wieder hochkommen.
Wechseln Sie die Seite und wiederholen Sie die Übung.

Achten Sie darauf, dass sich beim vorderen Bein das Kniegelenk direkt senkrecht über dem Fußgelenk befindet. Auch wenn Sie das Knie beugen, sollten Sie es niemals über die Fußspitze hinaus nach vorn schieben. Sonst schaden Sie dem Gelenk.

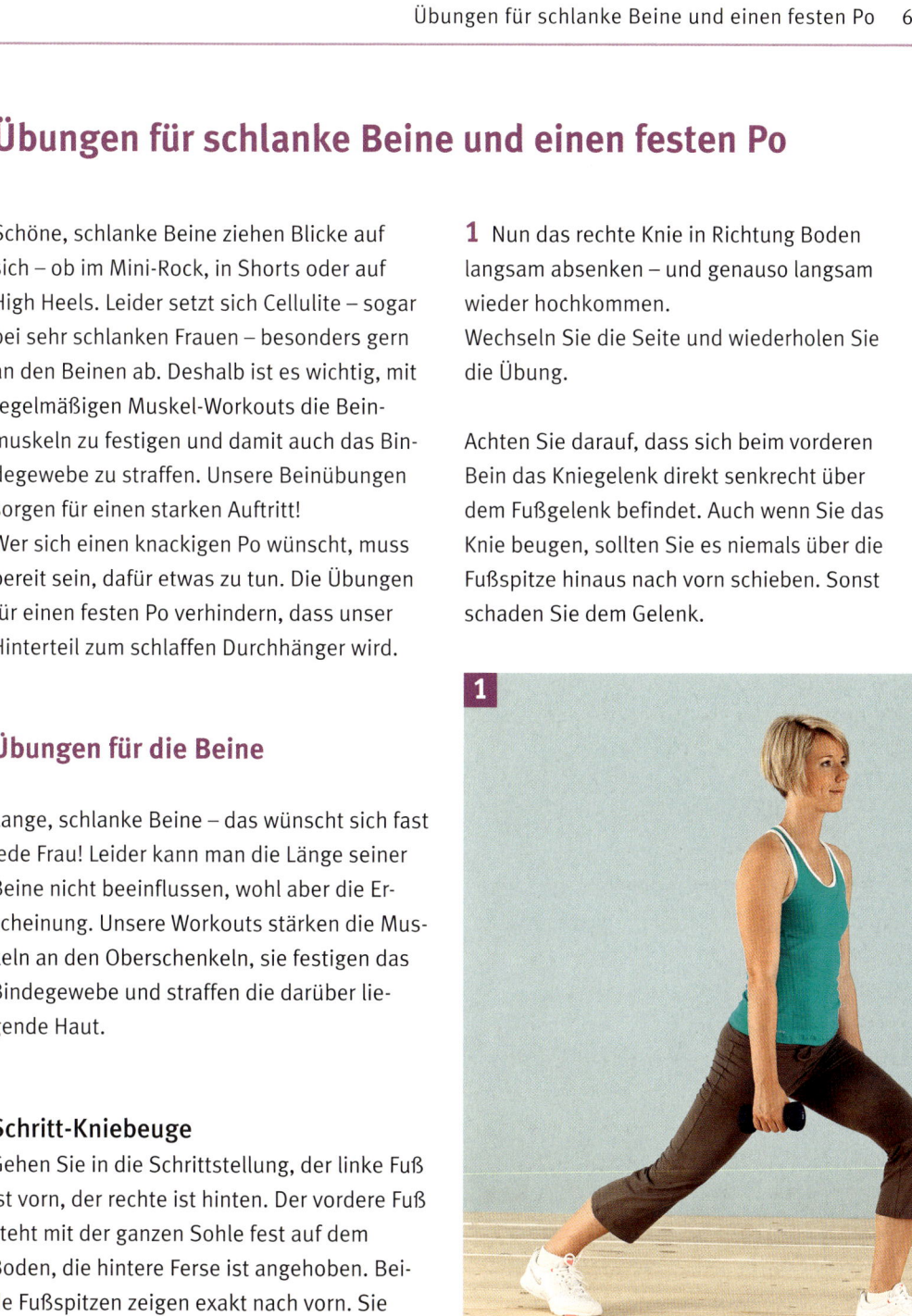

Kniebeuge mit Hanteln

Sie stehen mit hüftbreit geöffneten Beinen und etwas nach außen rotierten Füßen. Die Arme befinden sich locker neben dem Körper. Fassen Sie die Hanteln im Neutralgriff, die Handrücken weisen dabei nach außen und die Daumen nach vorn. Den Bauchnabel nach innen einziehen, die Schulterblätter abwärts bewegen.

1 Nun den Po nach hinten und unten senken und gleichzeitig die gestreckten Arme mit den Hanteln nach vorn anheben, bis die Arme sich in Verlängerung der Wirbelsäule befinden. Dabei bleibt der Rücken ganz gerade und wird etwas nach vorn verlagert.

Die Schulterblätter an die Wirbelsäule heranziehen. Gehen Sie nur so weit nach unten, dass der Winkel zwischen Oberschenkel und Unterschenkel noch etwas größer bleibt als 90 Grad. Dann die Knie wieder langsam strecken und die Arme neben den Körper zurückführen.

Squat mit Hanteln

Gehen Sie in die breite Grätschstellung, beide Fußspitzen zeigen etwas nach außen. Jede Hand hält eine Hantel, diese im Obergriff fassen – Handrücken nach vorn und die Daumen nach innen. Den Bauchnabel nach innen ziehen und die Schulterblätter nach unten. Ziehen Sie die Wirbelsäule dabei in die Länge.

2 Nun den Po langsam nach hinten und unten senken. Dabei wird der Oberkörper mit geradem Rücken etwas nach vorn gesenkt. Gleichzeitig werden die Arme so angehoben, dass die Ellbogen sich auf Höhe der Schultern befinden und sich zwischen Ober- und Unterarm ein 90-Grad-Winkel bildet. Ziehen Sie dabei Ihre Schulterblätter zur Wirbelsäule. Dann die Knie langsam wieder strecken und in die Ausgangsposition zurückgehen.

Für die Beinaußenseite

Legen Sie sich auf die rechte Körperseite und legen Sie Ihren Kopf gemütlich auf dem Oberarm ab. Das obere linke Bein etwas anheben und eine oder auch zwei Hanteln – je nach Gewicht – auf dem linken Oberschenkel ablegen.

3 Nun das Bein gegen den Widerstand des Hantelgewichts langsam nach oben anheben – und genauso langsam wieder absenken. Achten Sie darauf, dass die Fußspitze nach vorn zeigt und nicht nach oben dreht. Dann das Bein ganz langsam wieder senken und erneut anheben und senken. Dann die Seite wechseln. Sie liegen auf der rechten Körperseite, legen die Hanteln auf den linken Oberschenkel und heben und senken das linke Bein.

Für Fortgeschrittene

Fortgeschrittene legen sich auf die rechte Körperseite. Stützen Sie sich auf Ihren Unterarm, die Fingerspitzen zeigen nach vorn, die Knie sind gebeugt. Die Hantel in der linken Hand

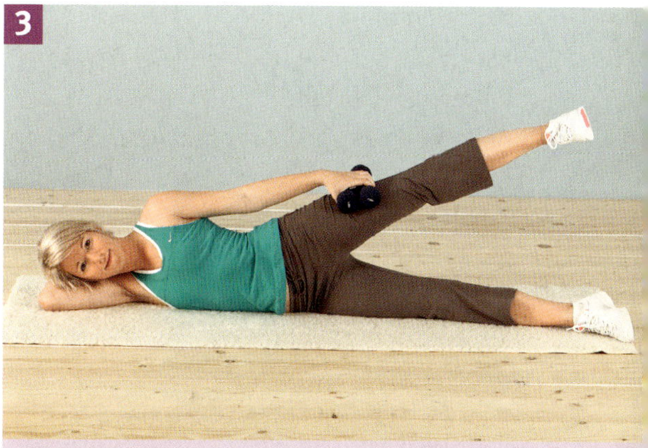

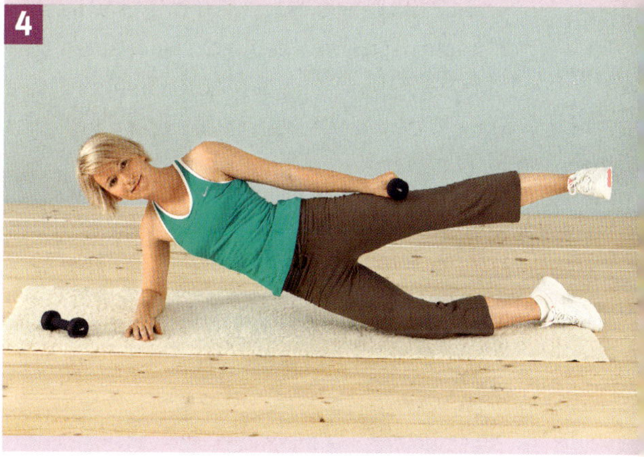

halten und auf dem linken Oberschenkel ablegen. Die Schulterblätter bewegen sich nach unten.

4 Mit dem Ausatmen den Bauchnabel nach innen und oben bewegen, das Gesäß vom Boden abheben und das linke Bein anheben und in Verlängerung des Körpers lang ausstrecken. Nun beginnt das angehobene linke Bein damit, kleine Bewegungen nach oben und unten zu machen. Dabei bleibt das Becken ganz ruhig und bewegt sich nicht. Wiederholen Sie die Übung auf der anderen Seite.

Für die Beininnenseite

Stellen Sie sich auf den linken Fuß und halten Sie in der rechten Hand eine Hantel, der Handrücken zeigt dabei nach außen. Das rechte Bein befindet sich mit leicht gebeugem Knie vor dem Körper.

1 Nun das rechte Bein vor dem Körper angewinkelt nach links anheben und gleichzeitig den rechten Arm weit nach rechts außen anheben, sodass der Handrücken nach hinten

Mein Rat

Während des Hanteltrainings zieht man oft unbewusst – ohne es zu merken – die Schultern nach oben zu den Ohren. Dabei verspannen die Nackenmuskeln. Deshalb tut es Ihnen gut, wenn Sie nach dem Training die Nackenmuskeln dehnen.
Dazu eignet sich folgende Übung:

- Stellen Sie sich mit hüftbreit geöffneten Beinen aufrecht hin. Die Arme sind neben dem Körper, die Handinnenflächen zeigen nach vorn.
- Nun den Kopf zur rechten Seite neigen, das rechte Ohr in Richtung rechte Schulter absenken. Ziehen Sie das linke Ohr bewusst ein wenig höher nach oben, bis Sie eine Zugspannung auf der linken Nackenseite spüren. Sie können diese Spannung zusätzlich verstärken, indem Sie die Schultern nach unten ziehen.
- Halten Sie diese Position etwa 10 Sekunden lang und wechseln Sie dann die Seite.

zeigt. Dabei bleibt der Ellbogen leicht gebeugt. Es kommt bei dieser Übung nicht darauf an, dass Sie das Bein möglichst stark anwinkeln. Wenn Sie unsicher stehen, reicht es zu Beginn auch, wenn Sie zunächst das Bein nur bis etwa Knöchelhöhe anheben.

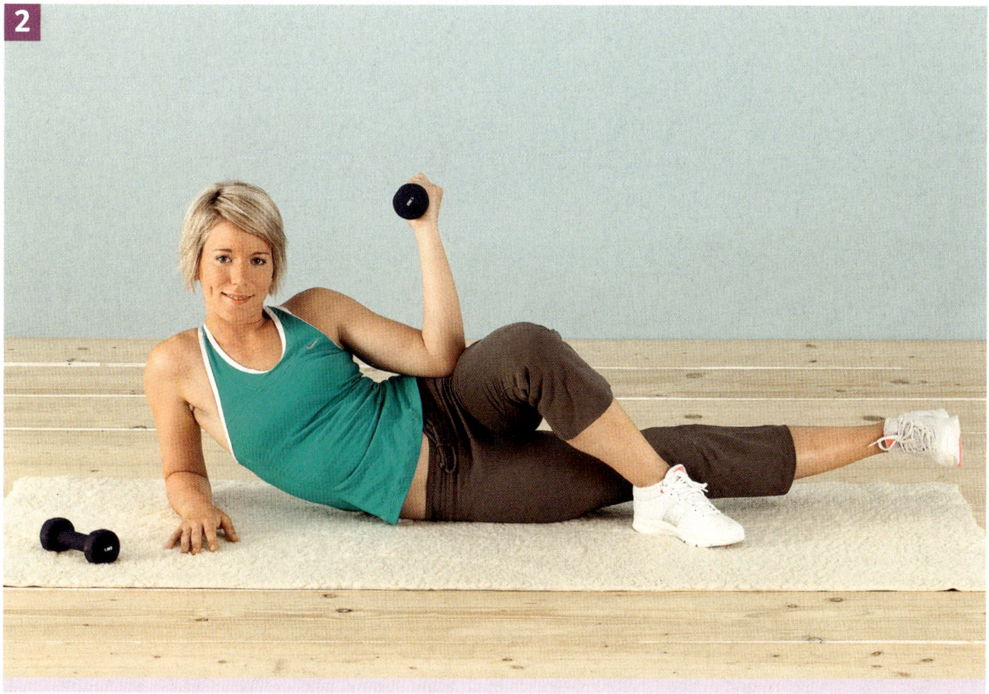

Achten Sie darauf, dass das Handgelenk gerade bleibt, nicht abknicken. Unterarm und Hand bleiben immer in einer Linie.
Jetzt das rechte Bein langsam wieder nach rechts unten führen und gleichzeitig den rechten Arm in die Ausgangsposition zurückbewegen. Wechseln Sie auch die Seite: Auf dem rechten Fuß stehen und die Hantel in der linken Hand halten. Das linke Bein nach rechts anheben und gleichzeitig den linken Arm nach links oben und außen anheben.

Für Fortgeschrittene

Diese Übung trainiert zusätzlich die Stabilisation des Schultergelenks. Legen Sie sich auf die rechte Seite und stützen Sie Ihren rechten Unterarm auf dem Boden auf. Die Finger zeigen nach vorn. Die linke Hand befindet sich mit Hantel vor dem Körper. Den linken Fuß auf dem Boden aufsetzen. Das rechte Bein ausstrecken.

2 Nun das rechte Bein deutlich nach oben anheben, dabei das Knie ein wenig beugen. Gleichzeitig den linken Ellbogen am Körper fixieren und den Unterarm nach oben bewegen. Den Ellbogen während des gesamten Bewegungsablaufs nicht vom Körper lösen. Dann das Bein wieder senken und gleichzeitig den linken Unterarm absenken, sodass die Hantel auf den Boden zurückgeführt wird. Wiederholen Sie die Übung anschließend auf der anderen Seite.

Übungen für den Po

Der größte Muskel unseres Hinterteils ist der große Pomuskel, der Glutaeus Maximus. Er hat die Aufgabe, das Bein nach hinten auszustrecken und das Becken nach vorn aufzurichten. Ist der Glutaeus zu schwach, hat das auch Auswirkungen auf die Körperhaltung. Man neigt dann dazu, den Po nach hinten wegzustrecken und den Bauch nach vorn zu schieben. Das führt zu einer ungesunden Körperausrichtung und zu einer Fehlbelastung von Bandscheiben und Gelenken. Wenn Sie Ihren Po kräftigen, tun Sie damit also nicht nur etwas für eine straffe Kehrseite, sondern gleichzeitig auch für Ihren Rücken und für die Hüftgelenke.

Beinheben im Unterarmstütz

Gehen Sie in den Unterarmstütz, beide Daumen zeigen nach außen. Das linke Knie auf-stellen und eine Hantel in die rechte Kniekehle legen und dort fixieren, indem Sie den Unterschenkel kräftig an den Oberschenkel heranführen. Ziehen Sie den Bauchnabel nach innen ein und Ihr Kinn ein wenig an den Hals. Dadurch wird der Nacken ganz lang.

1 Den rechten Oberschenkel langsam in Richtung Decke anheben und wieder absenken. Wiederholen Sie die Übung auf der anderen Seite.

Vorsicht! Achten Sie darauf, dass Sie den Unterschenkel während der Übung gegen die Hantel drücken. Falls Sie Bedenken haben, dass die Hantel herunterfallen könnte, führen Sie die Übung ohne Hantel durch. Fortgeschrittene können versuchen, den Oberschenkel erst anzuheben und in kleinen Bewegungen, die nur wenige Zentimeter groß sind, auf und ab zu bewegen.

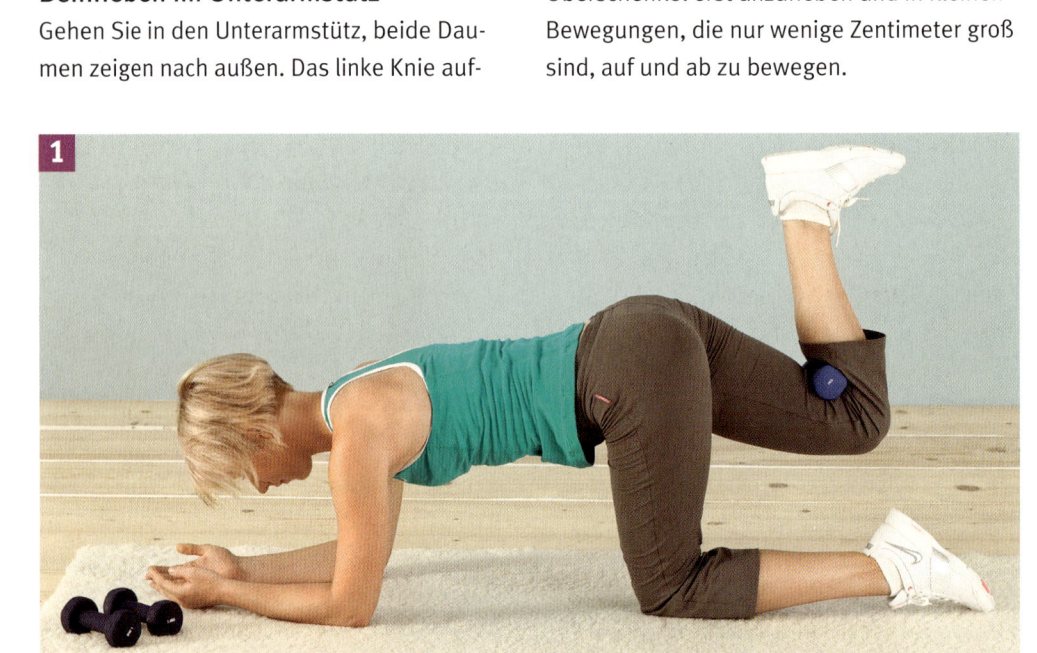

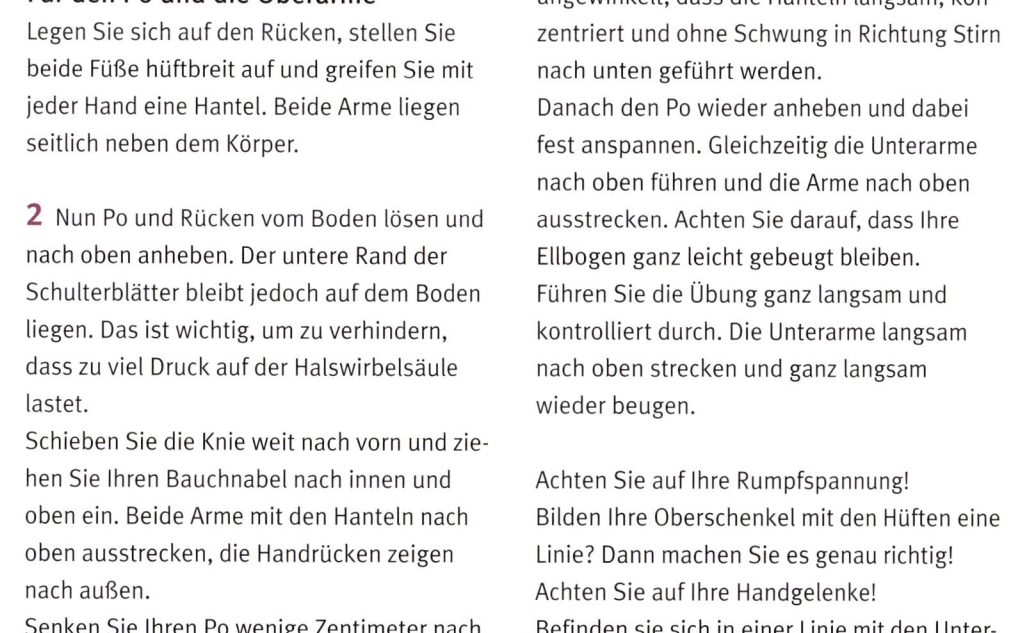

Für den Po und die Oberarme

Legen Sie sich auf den Rücken, stellen Sie beide Füße hüftbreit auf und greifen Sie mit jeder Hand eine Hantel. Beide Arme liegen seitlich neben dem Körper.

2 Nun Po und Rücken vom Boden lösen und nach oben anheben. Der untere Rand der Schulterblätter bleibt jedoch auf dem Boden liegen. Das ist wichtig, um zu verhindern, dass zu viel Druck auf der Halswirbelsäule lastet.

Schieben Sie die Knie weit nach vorn und ziehen Sie Ihren Bauchnabel nach innen und oben ein. Beide Arme mit den Hanteln nach oben ausstrecken, die Handrücken zeigen nach außen.

Senken Sie Ihren Po wenige Zentimeter nach unten. Gleichzeitig werden die Ellbogen so angewinkelt, dass die Hanteln langsam, konzentriert und ohne Schwung in Richtung Stirn nach unten geführt werden.

Danach den Po wieder anheben und dabei fest anspannen. Gleichzeitig die Unterarme nach oben führen und die Arme nach oben ausstrecken. Achten Sie darauf, dass Ihre Ellbogen ganz leicht gebeugt bleiben.

Führen Sie die Übung ganz langsam und kontrolliert durch. Die Unterarme langsam nach oben strecken und ganz langsam wieder beugen.

Achten Sie auf Ihre Rumpfspannung!
Bilden Ihre Oberschenkel mit den Hüften eine Linie? Dann machen Sie es genau richtig!
Achten Sie auf Ihre Handgelenke!
Befinden sie sich in einer Linie mit den Unterarmen? Gut so!

Stretching für Beine und Po

Vergessen Sie bei diesen Übungen Ihren Ehrgeiz. Dehnen Sie sanft, denn es geht darum, die zuvor trainierten Muskelgruppen wieder durchzustrecken.

Für die Oberschenkel vorn

1 Legen Sie sich auf die rechte Körperseite. Ihren Kopf legen Sie auf dem rechten Ober-

arm ab. Greifen Sie hinter dem Körper Ihren rechten Fuß und bewegen Sie ihn in Richtung Po. Die Hüfte wird gestreckt.

Nun die Pomuskeln anspannen – dabei wird die Dehnung auf der Oberschenkelvorderseite verstärkt. Dann die Anspannung in den Pomuskeln wieder lösen – dabei verringert sich auch der Dehnreiz auf der Oberschenkelvorderseite. Immer im Wechsel den Po spannen und wieder etwas lösen. 10 Sekunden lang. Durch diesen Wechsel dehnen Sie die Oberschenkel dynamisch und die Blutzufuhr zum Muskel bleibt während der Übungsdauer erhalten.

Wiederholen Sie die Übung auf der anderen Seite. Legen Sie sich also auf die linke Körperseite, greifen Sie hinter Ihrem Körper den rechten Fuß und führen Sie ihn in Richtung Po.

Für die Oberschenkel innen

2 Setzen Sie sich auf den Boden und grätschen Sie Ihre Beine weit nach außen. Die Fußspitzen sind lang ausgestreckt. Sie sitzen genau auf Ihren beiden Sitzbeinhöckern. Ziehen Sie Ihren Bauchnabel nach innen und oben, richten Sie Ihre Wirbelsäule auf, schieben Sie Ihr Brustbein nach vorn und setzen Sie beide Hände hinter dem Körper auf dem Boden auf.

Nun den Oberkörper in einer geraden Linie nach vorn bewegen. Lassen Sie die Beine lang, nicht mit den Knien nach oben kommen. Fingerspitzen am Boden. Machen Sie kleine, sanfte Mini-Wippbewegungen in die Mitte und wieder zurück. 10 Sekunden lang.

Ziehen Sie sich auf keinen Fall mit Schwung unkontrolliert nach vorn.
Dabei ziehen die Schultern nach vorn und der Rücken wird rund. Dann bringt die Übung überhaupt nichts und der Rücken wird unnötig belastet.

Po-Stretch 1

Legen Sie sich auf den Rücken und legen Sie den rechten Fuß auf den linken Oberschenkel, das rechte Knie zeigt nach außen. Die Hände greifen um den linken Oberschenkel.

3 Nun mithilfe der Hände den linken Oberschenkel an den Bauch heranziehen. Mit kleinen, sanften Wippbewegungen des Oberschenkels Richtung Bauch dehnen Sie dynamisch.
Das ist nach dem Muskeltraining besser, weil Sie damit die Blutzufuhr zum Gesäßmuskel nicht unterbrechen. Etwa 10 Sekunden lang. Dann die Seite wechseln.

Falls Sie Probleme haben, in der gezeigten Art und Weise Ihre Beine zu greifen, können Sie auch von oben aufs Knie fassen oder eine Handtuchschlinge um den Oberschenkel legen und mit den Händen an die Enden des Handtuchs greifen.

Po-Stretch 2

In der Rückenlage das rechte Bein lang ausstrecken und das linke Knie an den Oberkörper heranziehen. Legen Sie Ihre rechte Hand auf die Kniescheibe.

4 Bringen Sie nun das angewinkelte Knie mit der Hand noch etwas näher an den Körper heran und bewegen Sie es gleichzeitig diagonal in Richtung zur gegenüberliegenden rechten Schulter. Spüren Sie eine leichte Dehnung auf der linken Po-Seite? Dann haben Sie Ihre Dehnschwelle erreicht. Das ist der Punkt, an dem Sie die Dehnspannung zum ersten Mal wahrnehmen, wenn Sie eine Stretching-Übung machen. 10 Sekunden lang mit kleinen Wippbewegungen halten. Dann die Seite wechseln.

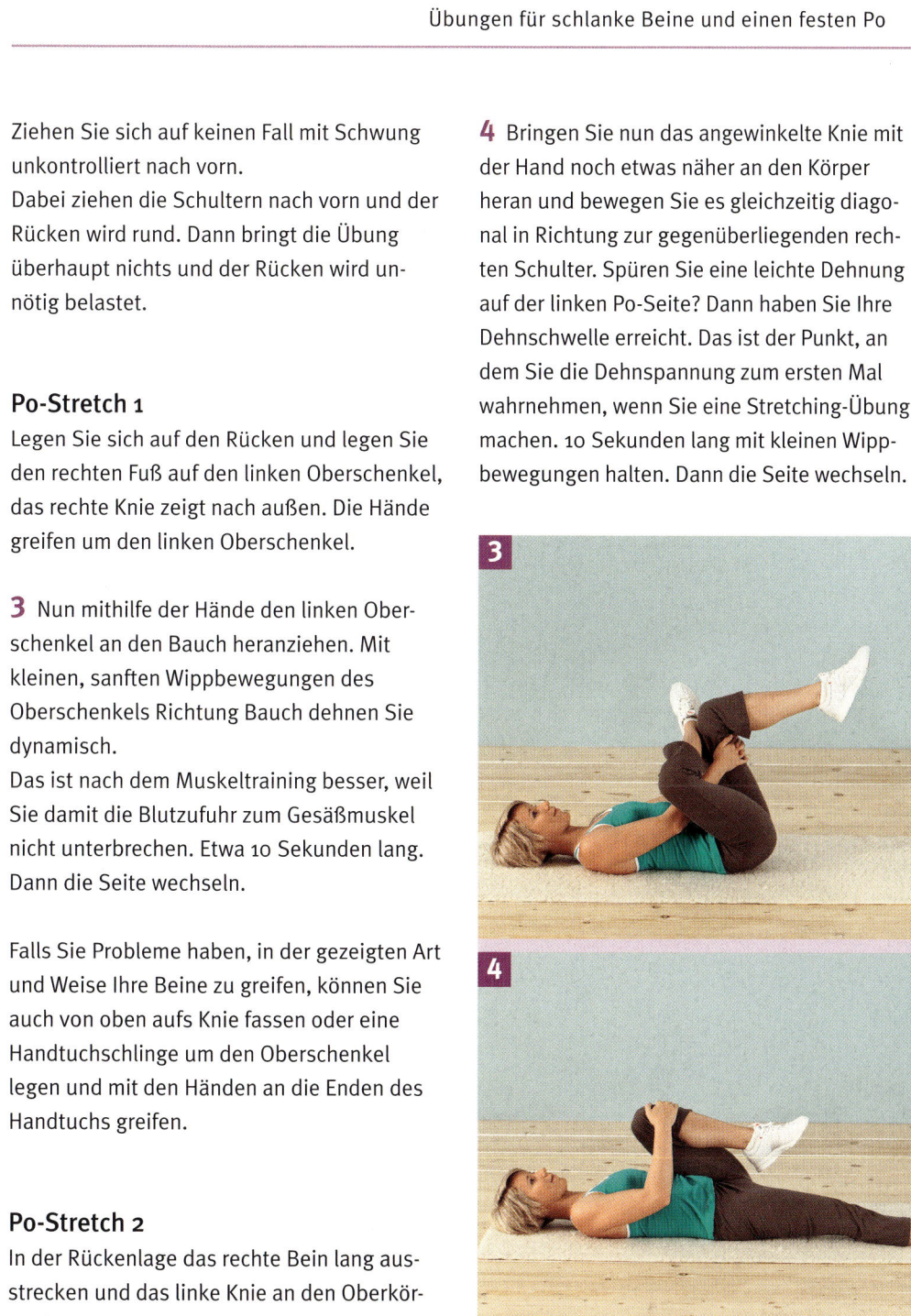

Übungen für einen flachen Bauch

Ein schlanker Bauch und eine schmale Taille stehen auf der Wunschliste der meisten Frauen ganz oben. Wir zeigen Ihnen einige Übungen, die Bauch und Taille formen. Diese Übungen trainieren einerseits die oberflächlich verlaufenden geraden und schrägen Bauchmuskeln. Sie kräftigen auch die tief liegenden Muskeln der Körpermitte, die Ihre Figur von innen heraus festigen wie ein natürliches Korsett. Bauch und Taille wirken dadurch schmaler und fester.

Crunch mit gekreuzten Hanteln

Legen Sie sich in Rückenlage auf den Boden, stellen Sie beide Füße auf die Fersen auf und drücken Sie sie kräftig gegen den Boden. In jeder Hand ist eine Hantel, die Hände vor der Brust kreuzen und die Hanteln dort fixieren.

1 Atmen Sie aus, lassen Sie Ihr Brustbein nach innen sinken. Heben Sie Kopf und Schultern vom Boden an und kommen Sie dann mit dem Oberkörper noch etwas weiter nach oben.
Dann mit dem Oberkörper wieder etwas tiefer gehen – ohne ihn auf dem Boden abzulegen. Und wieder hochkommen.

Kombinieren Sie Atmen und Bewegen: beim Hochkommen ausatmen, beim Runtergehen einatmen.

Diagonal-Crunch mit Hanteln

Diese Übung formt Bauch und Taille.
Sie liegen auf dem Rücken, stellen Ihre Füße mit den Fußsohlen auf den Boden. In jeder Hand befindet sich eine Hantel, die oberhalb der Brust am Körper fixiert wird.
Ausatmen, den Bauchnabel nach innen und oben ziehen, das Brustbein nach innen sinken lassen und Kopf und Schultern etwas vom Boden lösen.

2 Mit dem nächsten Ausatmen dreht sich der Oberkörper ein wenig nach rechts, dabei den Kopf und die Schultern etwas höher anheben. Gleichzeitig wird der linke Arm diagonal zur rechten Seite bewegt und nach rechts außen, vorbei am rechten Knie, ausgestreckt. Die rechte Hantel bleibt oberhalb der Brust am Körper fixiert.

Dann den Oberkörper wieder in die Mitte zurückbewegen, den linken Arm ebenfalls zurückführen. Kopf und Schultern bleiben jedoch angehoben.

Jetzt zur anderen Seite: Den Oberkörper nach links drehen, etwas weiter nach links anheben und gleichzeitig den rechten Arm mit der Hantel über die Diagonale nach links außen – am Knie vorbei – ausstrecken. Dabei langsam ausatmen.
In die Mitte zurückgehen und dann wieder nach rechts drehen und anheben. Immer im Wechsel.

Atmen Sie während der gesamten Bewegung weiter. Halten Sie nicht die Luft an. Verhindern Sie Pressatmung! Diese gibt nicht mehr Kraft, sondern lässt den Blutdruck steigen.

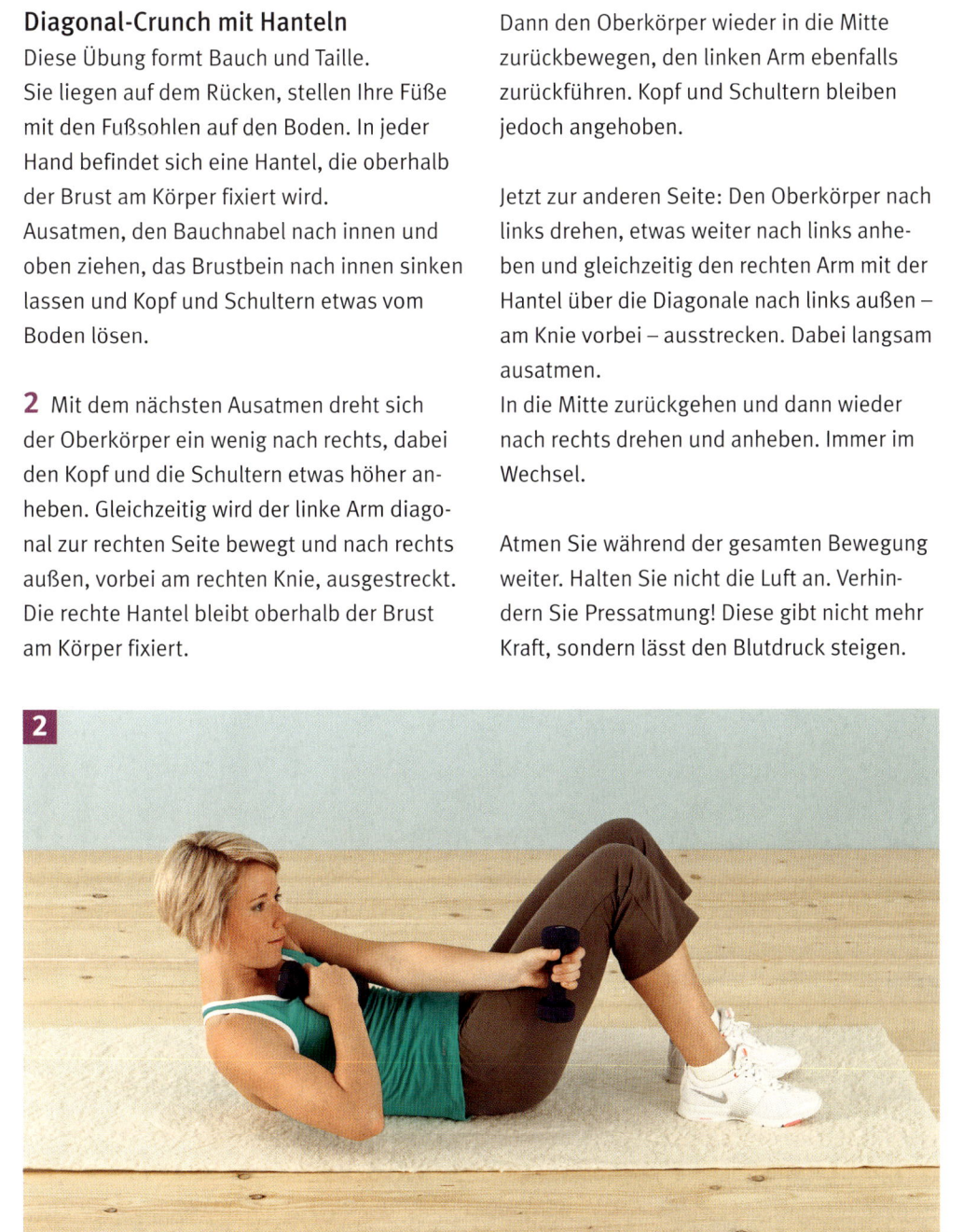

Bauchkreise

Legen Sie sich in Rückenlage auf den Boden, stellen Sie beide Füße etwa in Hüftbreite auf den Boden auf. In jeder Hand ist eine Hantel, die Hände vor der Brust kreuzen und die Hanteln dort fixieren.

1 Atmen Sie aus, lassen Sie Ihr Brustbein nach innen sinken und heben Sie Kopf und Schultern vom Boden an. Nun mit dem Oberkörper ganz große Kreise gegen den Uhrzeigersinn »malen«: Der Oberkörper bewegt sich weit nach rechts unten, er geht auf der rechten Seite so weit es geht nach oben, von dort bewegt er sich nach links oben und wandert auf der linken Körperseite wieder tief nach unten. Dann wieder nach rechts unten bewegen. »Malen« Sie mit Ihrem Oberkörper mehrere Kreise gegen den Uhrzeigersinn. Vergessen Sie auch bei dieser Übung nicht, den Atem möglichst ruhig fließen zu lassen. Nicht bei Anstrengung die Luft anhalten!

Gut zu wissen

Ein gut trainierter Bauch sorgt nicht nur für eine straffe Körpermitte und sieht gut aus, er ist auch ganz erheblich am Aufbau einer guten Haltung beteiligt.
Sind die Bauchmuskeln zu schwach, kippt das Becken nach vorn und der Rücken fällt ins Hohlkreuz. Diese Fehlhaltung verursacht auf Dauer Rückenschmerzen, weil die Bandscheiben einseitig zusammengepresst werden.

Kniezug mit Hanteln

Legen Sie sich auf den Rücken, heben Sie beide Beine an und ziehen Sie die Knie so an den Körper, dass sich die Kniegelenke direkt oberhalb der Hüftgelenke befinden. Sie greifen mit jeder Hand eine Hantel und strecken Ihre Arme parallel zum Boden lang aus.

2 Nun mit dem Ausatmen das Brustbein nach innen sinken lassen und Kopf und Schultern vom Boden lösen.
Mit dem nächsten Ausatmen ziehen Sie Ihren Bauchnabel nach innen ein, kommen mit dem Oberkörper noch etwas weiter nach oben und bewegen gleichzeitig die Knie in Richtung Oberkörper.
Knie und Oberkörper nähern sich also an. Dann Knie und Oberkörper wieder etwas zurückbewegen. Kopf und Schultern bleiben während der gesamten Übung angehoben. Damit Sie im Schulter-Nacken-Bereich nicht verspannen, ist es wichtig, die Schultern nach unten zu bewegen. Ziehen Sie sie weg von den Ohren!

Seitheben

Diese Übung festigt die Taille.
Legen Sie sich auf die rechte Körperseite und klemmen Sie sich eine Hantel oberhalb der Fußgelenke zwischen die Waden. Der Kopf liegt gemütlich auf dem Oberarm, die linke Hand zur Stabilisierung vor dem Körper auf dem Boden abstützen.

3 Nun den Bauchnabel nach innen und oben einziehen und aus der Kraft der Körpermitte

heraus beide Beine langsam nach oben anheben und wieder senken.
Heben Sie die Beine nicht mit Schwung nach oben.

Ihre Muskeln profitieren viel mehr, wenn Sie die Beine wirklich aus der Kraft der Körpermitte heraus langsam anheben. Halten Sie nicht die Luft an.

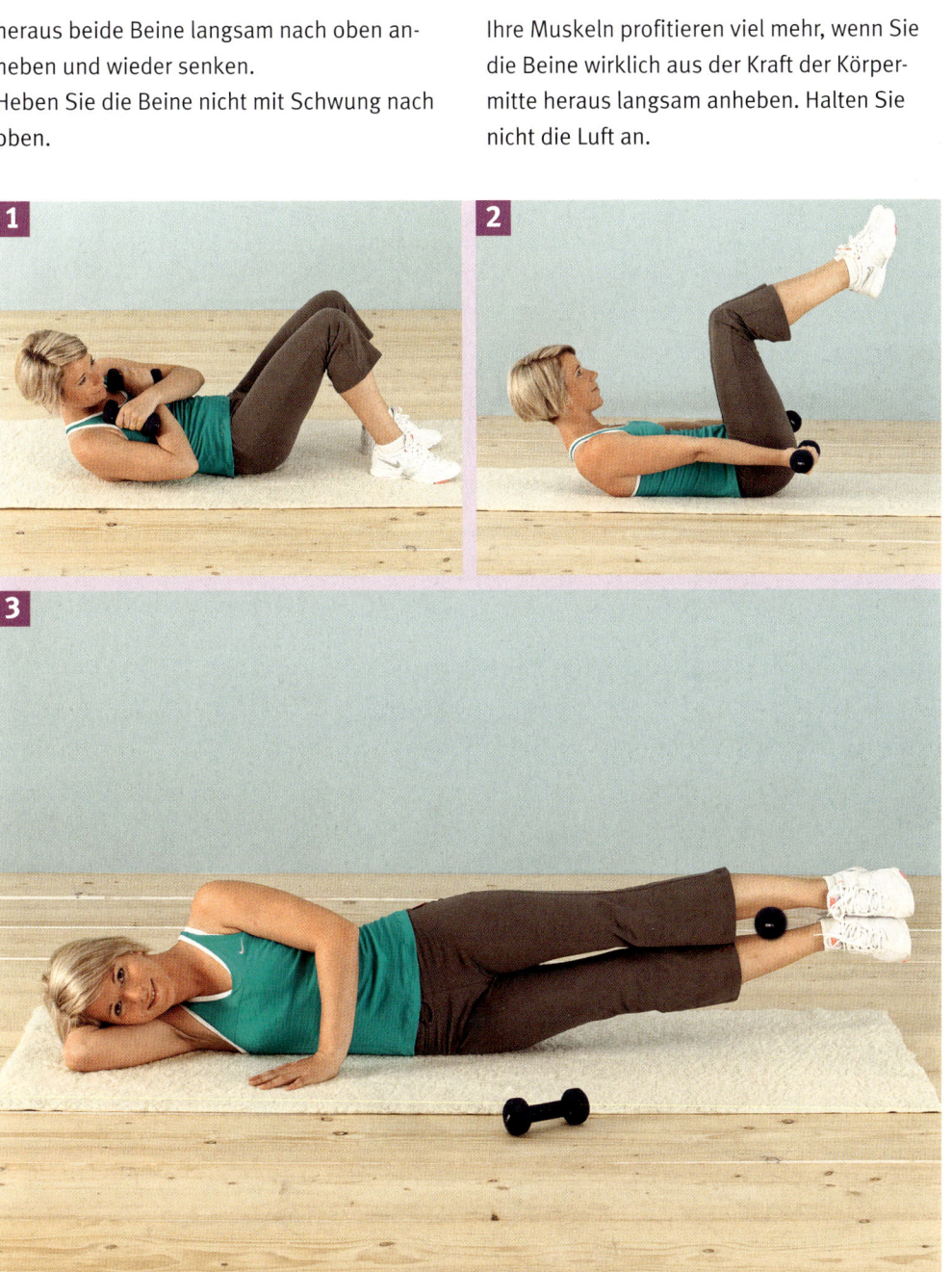

Stretching für den Bauch

Weil wir im Alltag häufig »rund« und gebeugt sitzen, sind die Bauchmuskeln, die vom Brustbein oder von den Rippenbögen kommen und hinunter zum Schambein oder zum Becken laufen, oft verkürzt. Die Körpermitte ist bei vielen Menschen oft fest, verspannt und nicht mehr dehnfähig genug. Das behindert das Aufrichten des Brustbeins und damit die aufrechte und gerade Haltung.
Deshalb ist es wichtig, die Bauchmuskeln zu dehnen, vor allem dann, wenn sie vorab gekräftigt worden sind.

Gestreckte Rückenlage
Legen Sie sich auf den Rücken und strecken Sie Ihre Arme lang über den Kopf am Boden

aus. Ziehen Sie die Arme und die Beine lang von der Körpermitte aus nach außen weg. Bringen Sie den Körper in eine maximale Streckung. Atmen Sie flüssig weiter ein und aus. 10 Sekunden lang.

1 Räkeln Sie sich nun in dieser Position ein wenig. Beide Arme im Wechsel noch ein wenig weiter nach oben führen und dabei die Dehnung auf der Körperseite verstärken. Dann die Beine wechselseitig weit nach unten schieben. Noch einmal etwa 10 Sekunden lang.

Sphinx
2 Legen Sie sich auf den Bauch und stützen Sie Ihre Hände etwa auf Brusthöhe auf dem Boden auf.
Die Finger zeigen nach vorn, die Ellbogen liegen eng am Körper. Den Brustkorb vom Boden abheben. Nun Brustkorb und Brustbein noch etwas weiter nach vorn und oben anheben. Die Spannung im Bauch bleibt dabei erhalten. Sie ziehen den Bauchnabel nach innen und oben.
Achten Sie darauf, dass die Kraft für das Anheben des Oberkörpers von den Rückenmuskeln kommt. Die Hände sind unbelastet.

Heben Sie in der Sphinx-Dehnposition beide Hände kurz vom Boden an. Geht das? Falls ja – gut gemacht! Falls nein – dann machen Sie die Übung nicht korrekt.
Ihr Nacken bleibt ganz lang. Richten Sie Ihren Blick auf den Boden. Schieben Sie Ihren Hinterkopf weit nach vorn. Atmen Sie dabei flüssig weiter.

Übungen für eine gute Haltung und einen starken Rücken

Eine tolle Figur hängt nicht nur vom Gewicht ab. Eine gute Haltung und ein starker Rücken richten den Körper auf und geben Ihnen gleich eine ganz andere Präsenz und Ausstrahlung.

Rücken-Fit

Stellen Sie Ihre Füße hüftbreit auf und drehen Sie sie ein wenig nach außen. Greifen Sie mit jeder Hand eine Hantel.

1 Bewegen Sie Ihren Po nach hinten und unten – so als wollten Sie sich setzen. Ziehen Sie den Bauchnabel nach innen und die Schulterblätter nach unten. Verlagern Sie den Rücken in einer geraden Linie ein wenig nach vorn. Gleichzeitig beide Arme mit den Hanteln angewinkelt so anheben, dass die Ellbogen sich auf Höhe der Schultern befinden. Zwischen Oberarm und Unterarm bildet sich ein 90-Grad-Winkel und die Handrücken zeigen nach hinten.

Nun die angewinkelten Arme mit den Hanteln noch etwas weiter hinter den Körper bewegen und langsam wieder nach vorn in die Ausgangsposition zurückführen. Die Knie nicht über die Fußspitzen hinaus beugen!

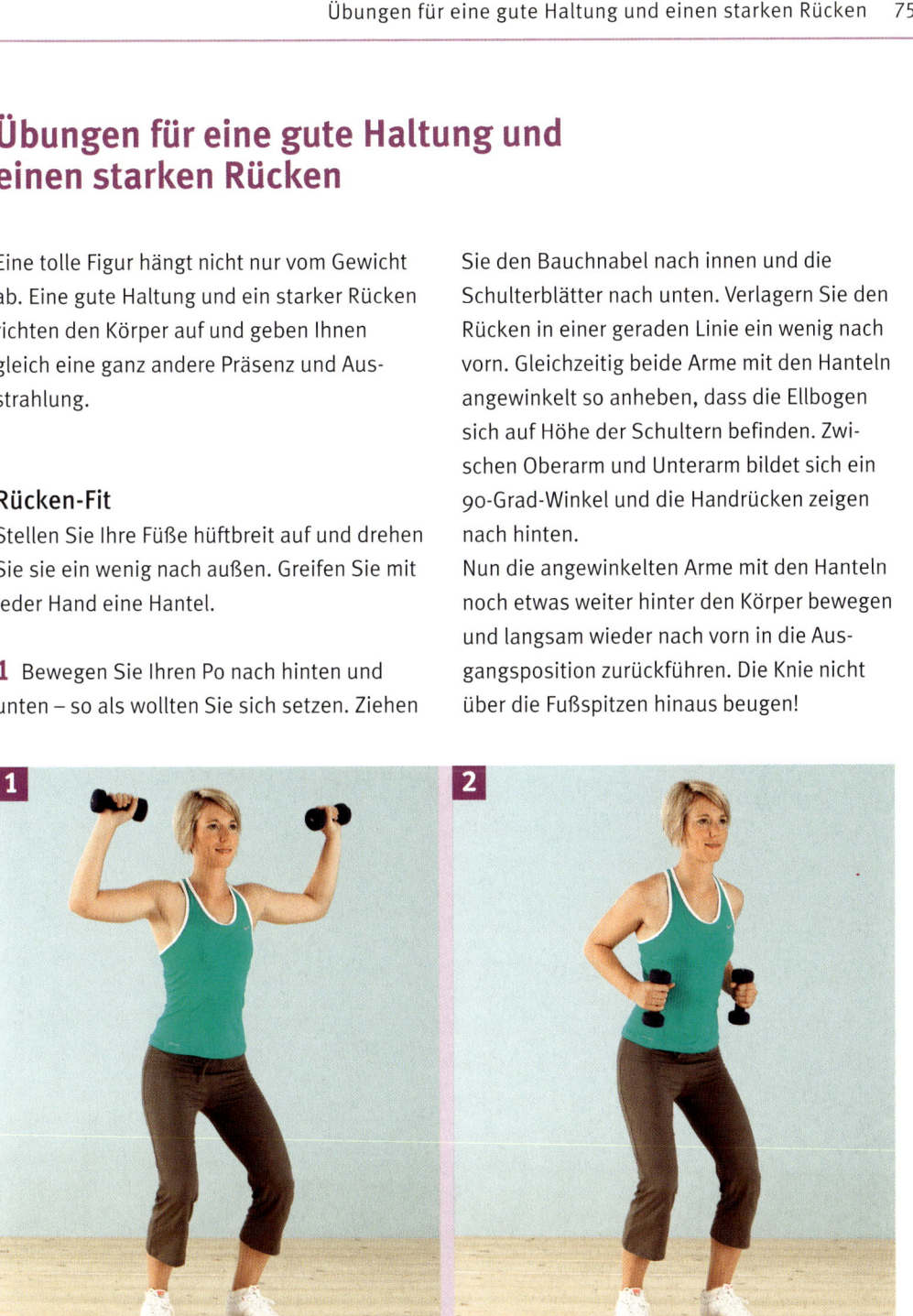

Rudern

Stellen Sie Ihre Füße hüftbreit auf und drehen Sie sie ein wenig nach außen. Greifen Sie mit jeder Hand eine Hantel. Dabei befinden sich die Handrücken außen (siehe Abb. 2, Seite 75).

2 Ziehen Sie den Bauchnabel nach innen und die Schulterblätter nach unten. Die Arme befinden sich mit etwas gebeugten Ellbogen vor dem Körper.
Nun beide Ellbogen eng am Körper entlang hinter den Rücken bewegen, bis die Hanteln sich etwa auf Höhe des Beckens befinden. Dabei die Schulterblätter an die Wirbelsäule heranziehen. Die Arme langsam wieder nach vorn strecken. Die Ellbogen bleiben dabei jedoch immer leicht gebeugt.

Vierfüßerstand

Gehen Sie in den Vierfüßerstand: Setzen Sie beide Knie und die Hände – jeweils mit einer Hantel – auf den Boden auf.

1 Nun den Bauchnabel nach innen und oben einziehen – und den rechten Arm (mit Hantel) und das linke Bein aus der Kraft der Körpermitte heraus nach oben bis auf Höhe des Rückens langsam anheben und lang ausstrecken. Dabei bleibt der Nacken ganz lang, bewegen Sie Ihr Kinn nach vorn in Richtung Hals. Arm und Bein genauso langsam wieder auf dem Boden abstellen. Dann gegengleich die andere Seite trainieren.

Ziehen Sie Knie und Hand, die am Boden bleiben, zur Körpermitte. Spüren Sie dabei die Spannung in der Körpermitte? Dann ist es richtig!

Der Stern

Legen Sie sich in Bauchlage auf den Boden. In jeder Hand befindet sich eine Hantel. Die Arme vor dem Körper auf dem Boden ablegen. Nun den Bauchnabel nach innen ziehen, das Kinn ein wenig in Richtung Hals führen und den Nacken strecken. Die Wirbelsäule in die Länge ziehen.

2 Jetzt ausatmen und den Kopf so anheben, dass der Nacken ganz lang ist. Gleichzeitig den rechten Arm mit der Hantel und das linke Bein etwas vom Boden anheben. Beim Einatmen beides gleichzeitig wieder ablegen. Mit dem nächsten Ausatmen den Kopf und gleichzeitig den linken Arm und das rechte Bein anheben.

Bekommen Sie bei dieser Übung Rücken- oder Nackenschmerzen? Dann wählen Sie Hanteln mit geringerem Gewicht oder lassen Sie die Hanteln anfangs einfach ganz weg. Es kommt nicht darauf an, dass Sie Arm und Bein möglichst hoch heben.
Wichtig ist, dass Sie langsam und kontrolliert üben. Am besten beim Anheben langsam bis drei zählen: eins – zwei – drei. Und genau so beim Absenken: eins – zwei – drei. Dann ist das Tempo genau richtig.
Es reicht aus, wenn Sie Arm und Bein etwa 5 bis 10 Zentimeter vom Boden heben. Der Nacken bleibt entspannt und lang gestreckt – die Stirn zeigt zum Boden.

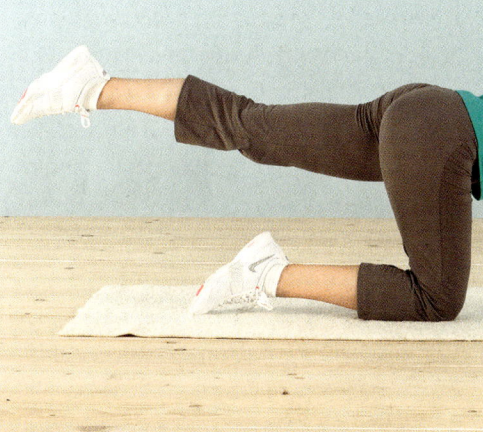
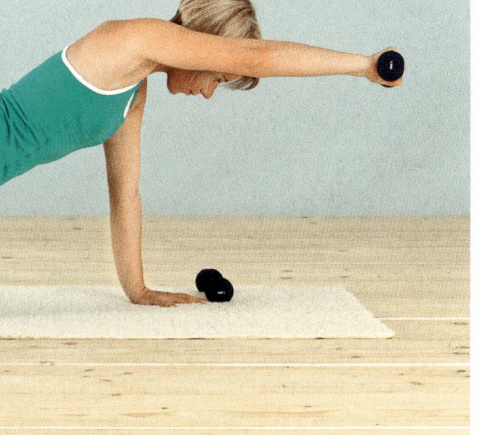

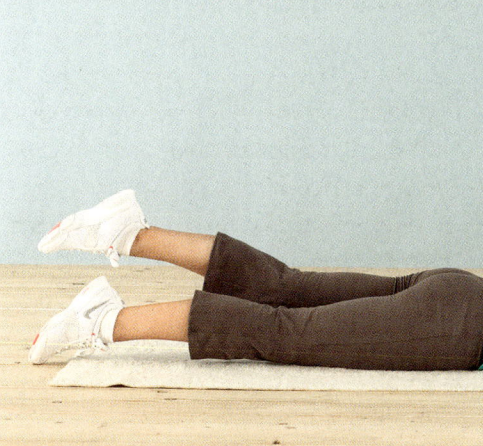
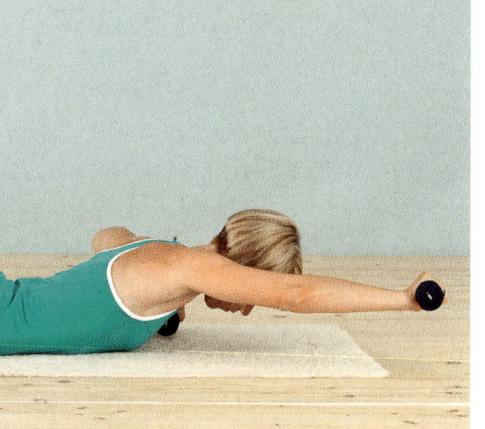

Der Adler

Legen Sie sich in Bauchlage auf den Boden, legen Sie die Stirn auf dem Boden ab und stellen Sie beide Fußspitzen auf. Nehmen Sie in jede Hand eine Hantel und legen Sie die Arme so auf den Boden, dass die Ellbogen sich auf Höhe der Schultern befinden und zwischen Unterarm und Oberarm ein 90-Grad-Winkel entsteht. Die Unterarme zeigen nach vorn.

1 Nun den Bauchnabel nach innen und oben einziehen. Stirn, Schultern und Arme vom Boden anheben. Atmen Sie ein und heben Sie nun die Arme mit den Hanteln noch ein wenig höher an. Dabei bewegen sich die Schulterblätter Richtung Wirbelsäule. Der Nacken bleibt ganz lang, die Stirn weiterhin parallel zum Boden. Achten Sie darauf, dass die Schultern nicht nach oben zu den Ohren wandern. Schieben Sie Ihre Schultern bewusst weg von den Ohren nach unten in Richtung Becken. Mit dem Ausatmen die Arme wieder senken, aber nicht ganz auf den Boden ablegen. Auch die Stirn bleibt während der ganzen Übungsdauer in der Luft.

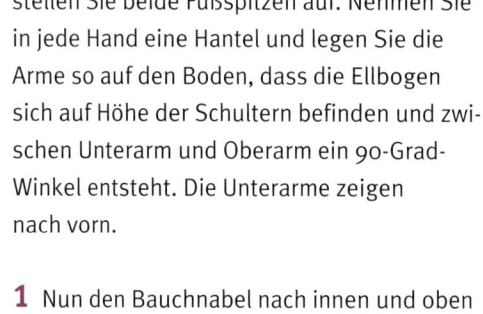

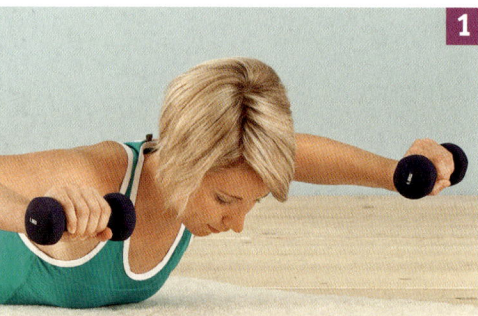

Hantelzug

Legen Sie sich in Bauchlage auf den Boden, legen Sie die Stirn auf dem Boden ab und stellen Sie beide Fußspitzen auf. Beide Arme liegen mit leicht gebeugten Ellbogen vor dem Körper auf dem Boden. Die Hände fassen eine Hantel und halten sie an den Enden fest.

2 Nun den Bauchnabel nach innen und oben einziehen. Stirn, Schultern und Arme vom Boden anheben. Ziehen Sie nun mit Kraft die Enden der Hantel auseinander. Spüren Sie, wie sich dabei die Rückenmuskeln anspannen? Die Stirn weiterhin parallel zum Boden halten und den Nacken lang lassen. Die Ellbogen zeigen nach außen. Denken Sie daran, die Schultern von den Ohren weg nach unten Richtung Becken zu bewegen. Halten Sie diese Spannung etwa 5 bis 10 Sekunden lang. Dann den Oberkörper wieder ablegen und die Übung von vorn beginnen. Atmen Sie während der Anspannung flüssig weiter.

Stretching für den Rücken

Viele Menschen leiden unter Verspannungen im Rücken. Wenn Sie sich im Alltag zu wenig oder zu einseitig bewegen, verkürzen Ihre Muskeln und das umliegende Bindegewebe. Verkürzte Muskeln verhärten, verlieren an Geschmeidigkeit und Elastizität. Auch die Blutzufuhr funktioniert dann nicht mehr optimal. Es ist gar nicht so schwer, diesen Teufelskreis zu durchbrechen: Wenn Sie Ihre Rückenmuskeln regelmäßig aktivieren und häufig dehnen, können sich diese Verspannungen wieder lösen. Die Muskeln und das umliegende Gewebe werden mit Sauerstoff versorgt und Sie fühlen sich wieder frisch und fit.

Die Katze
Gehen Sie in den Vierfüßerstand, stellen Sie beide Knie und die Hände auf. Die Hände befinden sich senkrecht unter den Schultergelenken und die Knie direkt senkrecht unter den Hüftgelenken.

3 Nun den Rücken ganz rund machen – wie eine Katze, dazu sowohl den unteren als auch den oberen Rücken weit nach oben schieben. Bewegen Sie Ihr Kinn nach vorn in Richtung Hals. Dann den Rücken wieder gerade machen und die Wirbelsäule in die Länge ziehen. Schieben Sie den Hinterkopf nach vorn und spüren Sie, wie dadurch die Halswirbelsäule gestreckt wird.
Wiederholen Sie diese Übung mehrere Male. Sie mobilisiert die Wirbelsäule und bewegt die kleinen Wirbelgelenke.

Rückenschaukel
4 Legen Sie sich auf den Rücken und ziehen Sie beide Knie an den Bauch. Wenn Sie möchten, können Sie mit den Händen die Knie umfassen. Der Kopf bleibt entspannt am Boden liegen. Nun ein wenig nach rechts und links schaukeln. Dabei schmiegt sich der untere Rücken gegen die Unterlage. Spüren Sie, wie die Rückseite des Körpers durch die sanfte Bewegung und den leichten Druck gegen den Boden massiert und durchblutet wird?
Diese Rücken-Relax-Übung dehnt den unteren Rücken.

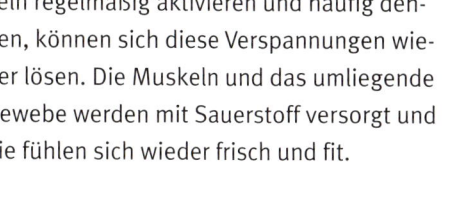

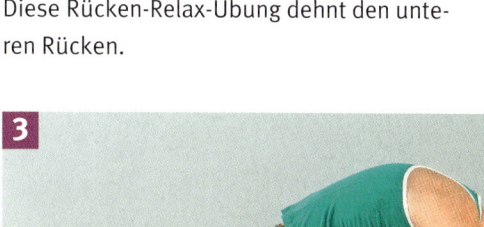

Programme für Fitness und Wohlbefinden

Kurzhanteln sind vielseitig einsetzbar. Sie stärken die Muskeln und formen den Körper. Sie machen die Gymnastik variantenreich, interessant und herausfordernd.

Mit Pilates-Training straffen Sie die Körpermitte und richten den Körper von innen heraus auf. Einige Pilates-Übungen können mit Kurzhanteln durchgeführt werden. Der zusätzliche Einsatz der Hanteln macht das »Body-and-Mind-Workout« noch anspruchsvoller. Balance-Training fördert die Koordination, stabilisiert den Körper und trainiert das Zusammenspiel von Muskeln und Nervensystem. Werden Muskel- und Balance-Übungen miteinander kombiniert, wirkt das Training auf beiden Ebenen und doppelt so intensiv.

Pilates mit Hanteln

»Nach zehn Stunden spürt man den Unterschied, nach 20 Stunden sieht man den Unterschied, nach 30 Stunden haben Sie einen neuen Körper«. Dieses Versprechen gab Joseph Pilates im Zusammenhang mit der von ihm entwickelten Trainingsmethode vor über 80 Jahren. Heute ist das Training so populär wie nie. Die Pilates-Übungen unterscheiden sich deutlich von herkömmlichen Gymnastikübungen, auch, wenn man das auf den ersten Blick nicht immer sieht. Denn: Jede Bewegung wird aus der Kraft der Körpermitte eingeleitet und von dieser bestimmt. Durch diese Besonderheit hat jede Pilates-Übung einen positi-

ven Effekt auf den Rücken, den Bauch und den Beckenboden. Die tief liegenden Rückenmuskeln, die für die Stabilisierung der Wirbelsäule verantwortlich sind, werden aktiviert und gekräftigt. Das schützt die Bandscheiben und verhindert Rückenschmerzen. Gleichzeitig werden Bauchmuskeln gekräftigt, die den Bauch flach und die Taille schmal werden lassen. Die Muskeln des Beckenbodens werden aktiviert. Nach dem Training fühlt man sich innerlich aufgerichtet, frisch, vitalisiert und voller Energie.

Die Zentrierung aufbauen – das Powerhouse aktivieren

Beim Pilates-Training wird jede Übung aus der Kraft der Körpermitte eingeleitet und durch diese geführt. Deshalb ist es besonders wichtig, dieses Prinzip zu verstehen, um es während des Trainings anwenden zu können. Probieren Sie die Zentrierung im Sitzen aus:

● Setzen Sie sich vorn auf einen Stuhl, stellen Sie beide Füße mit der ganzen Sohle auf dem Boden auf. Die Fußspitzen zeigen ein wenig nach außen.

● Spüren Sie Ihre beiden Sitzbeinhöcker? Das ist gut, setzen Sie sich genau mittig auf die Sitzbeinhöcker.

● Richten Sie Ihren Körper auf, lassen Sie Ihre Schulterblätter die Wirbelsäule entlang nach unten gleiten. Bewegen Sie Ihren Hinterkopf zur Decke und strecken Sie Ihren Nacken.

- Nun atmen Sie tief ein. Mit dem Ausatmen ziehen Sie Ihren Bauchnabel nach innen ein – so, als könnten Sie ihn an die Wirbelsäule heranziehen – und ziehen ihn gleichzeitig ein wenig nach oben, um die Beckenbodenmuskeln zu aktivieren. Mit dem Einatmen lösen Sie die Zentrierung wieder.

Probieren Sie dies etwa zehnmal hintereinander aus. Haben Sie das Gefühl, dass es in der Mitte Ihres Körpers etwas wärmer geworden ist? Dann haben Sie jetzt Ihr Kraftzentrum, Pilates nannte es das Powerhouse, gespürt. Probieren Sie die Übungen zunächst ohne ein Gewicht aus. Erst, wenn Sie die Übungen sicher beherrschen, können Sie die Kurzhanteln hinzunehmen. Wählen Sie auch dann zunächst ein geringes Gewicht, zum Beispiel 0,5 Kilogramm oder 1 Kilogramm.

Arm Circles – Armkreise mit Hanteln

Legen Sie sich auf den Rücken und stellen Sie beide Füße mit etwas Abstand zueinander auf dem Boden auf. Atmen Sie ein und heben Sie beide Arme mit den Hanteln so an, dass die Handgelenke sich senkrecht über den Schultergelenken befinden. Die Handrücken zeigen nach außen. Beim Ausatmen bewegen Sie den Bauchnabel nach innen und oben. Der Nacken ist gestreckt, der Scheitel zieht nach oben.

1 Atmen Sie nun in den Brustkorb ein und führen Sie mit dem nächsten Ausatmen beide Arme lang nach hinten. Achten Sie darauf, dass die Brustwirbelsäule während dieser Bewegung am Boden bleibt und dass die Schultern nicht zu den Ohren nach oben wandern. Einatmen und dabei die Arme langsam über die Seiten öffnen, an den Körper heranführen und in die Ausgangsposition nach oben zurückbewegen. Wiederholen Sie die Übung etwa 5- bis 8-mal.

Der unterste hintere Rippenbogen bleibt am Boden! Das Powerhouse ist aktiviert, der Bauchnabel bleibt innen und oben. Befinden sich Schambein und Beckenknochen auf einer Höhe? Nur dann befindet sich auch das Becken in der richtigen Position.

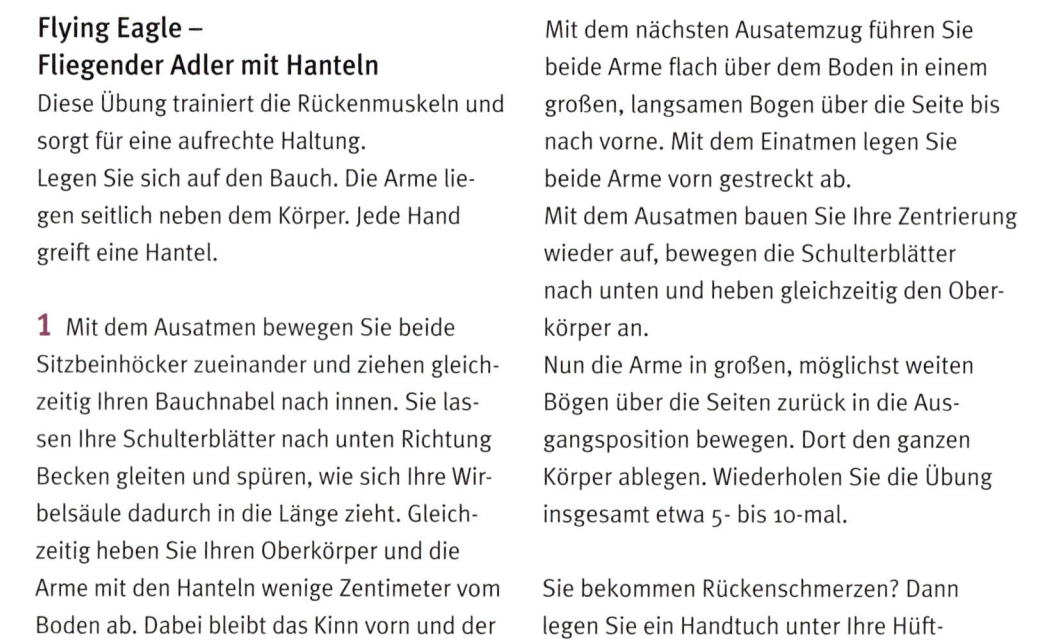

Flying Eagle –
Fliegender Adler mit Hanteln

Diese Übung trainiert die Rückenmuskeln und sorgt für eine aufrechte Haltung.
Legen Sie sich auf den Bauch. Die Arme liegen seitlich neben dem Körper. Jede Hand greift eine Hantel.

1 Mit dem Ausatmen bewegen Sie beide Sitzbeinhöcker zueinander und ziehen gleichzeitig Ihren Bauchnabel nach innen. Sie lassen Ihre Schulterblätter nach unten Richtung Becken gleiten und spüren, wie sich Ihre Wirbelsäule dadurch in die Länge zieht. Gleichzeitig heben Sie Ihren Oberkörper und die Arme mit den Hanteln wenige Zentimeter vom Boden ab. Dabei bleibt das Kinn vorn und der Nacken ganz lang.

Mit dem nächsten Ausatemzug führen Sie beide Arme flach über dem Boden in einem großen, langsamen Bogen über die Seite bis nach vorne. Mit dem Einatmen legen Sie beide Arme vorn gestreckt ab.
Mit dem Ausatmen bauen Sie Ihre Zentrierung wieder auf, bewegen die Schulterblätter nach unten und heben gleichzeitig den Oberkörper an.
Nun die Arme in großen, möglichst weiten Bögen über die Seiten zurück in die Ausgangsposition bewegen. Dort den ganzen Körper ablegen. Wiederholen Sie die Übung insgesamt etwa 5- bis 10-mal.

Sie bekommen Rückenschmerzen? Dann legen Sie ein Handtuch unter Ihre Hüftknochen. Das entlastet den unteren Rücken.

The Hundred – Die Hundert mit Hanteln – die einfache Variante

Diese Übung kräftigt Bauch- und Beckenbodenmuskeln, bringt den Kreislauf in Schwung und aktiviert die Atmung.

Legen Sie sich auf den Rücken, heben Sie die Füße an und halten Sie beide Knie senkrecht über der Hüfte. Greifen Sie mit jeder Hand eine Hantel. Die Arme befinden sich seitlich neben dem Körper, die Handrücken zeigen nach oben.

2 Ziehen Sie mit dem Ausatmen die Sitzbeinhöcker am Gesäß aufeinander zu, bewegen Sie die unteren Rippen zum Becken, ziehen Sie den Bauchnabel nach innen und oben und heben Sie Ihren Kopf an.

Das Brustbein sinkt nach innen. Die Schultern werden langsam angehoben. Atmen Sie nun in kurzen Zügen 5-mal durch die Nase ein. Die

Gut zu wissen

Diese Übung heißt »The Hundred«, weil insgesamt 100 Atemzüge gemacht werden: 10 Wiederholungen mit jeweils 5 Einatmungen und 5 Ausatemzügen. Anfänger können jeweils 3 Atemzüge einatmen und 3 Atemzüge ausatmen.

Arme mit den Hanteln bewegen sich im Atemrhythmus mit: Sie werden 5-mal in kleinen, kurzen Bewegungen auf- und ab bewegt, dabei zeigen die Handflächen nach oben. Atmen Sie 5-mal stoßweise durch den Mund aus und bewegen Sie die Arme wieder im Atemrhythmus mit. Jetzt die Handflächen nach unten drehen und 5-mal stoßweise nach unten drücken. Wiederholen Sie diese Übung etwa 10-mal.

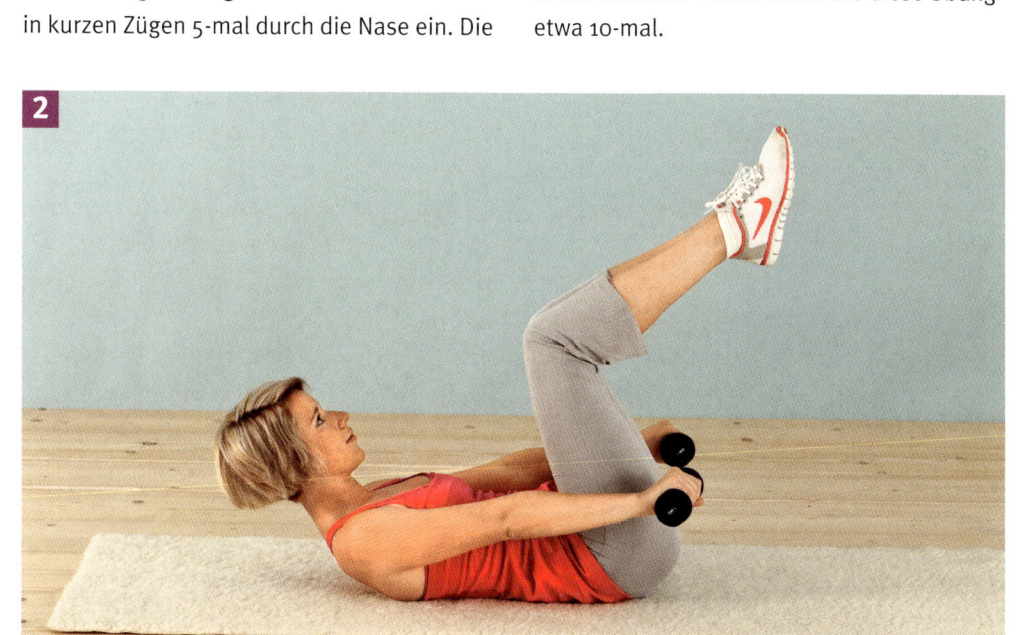

Criss-Cross – Über Kreuz mit Hanteln

Diese Übung kräftigt die schrägen Bauchmuskeln und trainiert das Zusammenspiel
von Nervensystem und Muskeln.
Legen Sie sich auf den Rücken, heben Sie
beide Füße vom Boden und ziehen Sie Ihre
Knie an den Bauch. Die Hände mit den Hanteln befinden sich auf Höhe der Brust am
Körper. Ziehen Sie Ihren Nacken in die Länge.
Mit dem nächsten Ausatmen das Kinn nach
vorn bewegen, das Brustbein nach innen
sinken lassen und Kopf und Schultern vom
Boden anheben. Einatmen.

1 Mit dem Ausatmen den Bauchnabel nach
innen und oben ziehen, das Powerhouse aktivieren, den Oberkörper nach rechts drehen,
das rechte Knie an den Bauch heranziehen
und den linken Arm mit der Hantel am rechten
Knie vorbei nach außen bewegen. Das linke
Bein schräg nach oben – etwa im 45 Grad-
Winkel – lang austrecken.

Mit dem Einatmen bewegen Sie den Oberkörper und den linken Arm wieder zurück in die
Ausgangsposition. Auch das linke Bein wieder zurückbewegen. Mit dem nächsten Ausatmen drehen Sie sich nach links, strecken das
rechte Bein schräg nach oben aus und führen
den rechten Arm mit der Hantel am linken
Knie vorbei nach außen. Wiederholen Sie die
Übung bis zu 10-mal auf jeder Seite.

Spine Twist – Die Wirbelsäule drehen mit Hanteln

Diese Übung richtet den Körper auf und bringt
die Gelenke in die richtige Position. Die Wirbelsäule wird gestreckt und mobilisiert. Durch
die Kopfbewegung wird auch die Halswirbelsäule beweglicher. Der Einsatz der Hanteln
trainiert zusätzlich die Schultermuskeln.
Setzen Sie sich mit etwas breiter als hüftbreit
geöffneten Beinen auf den Boden. Die Beine
sind lang ausgestreckt, ziehen Sie Ihre Fuß-

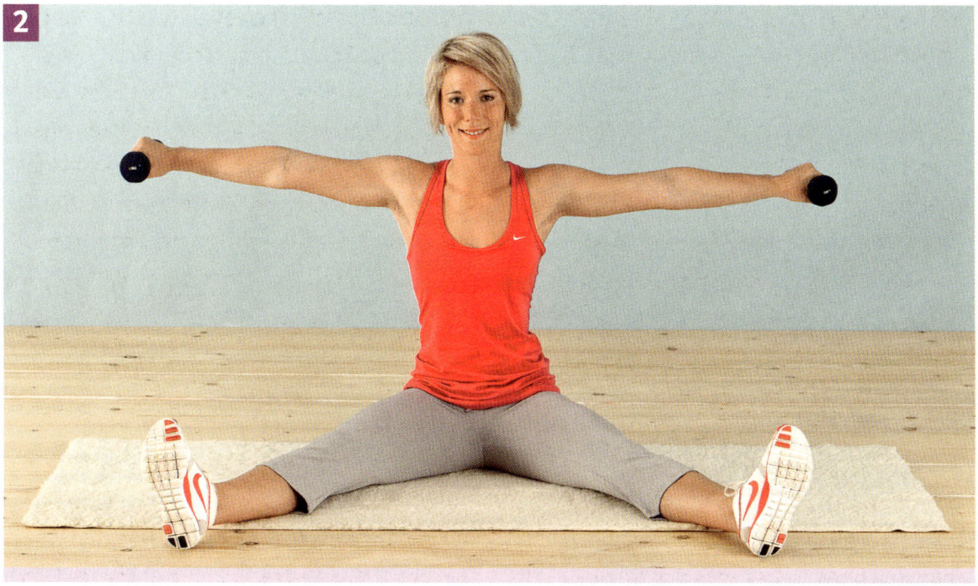

spitzen an den Körper heran und schieben Sie Ihre Fersen weit nach unten weg. Atmen Sie ein und ziehen Sie bewusst Ihre Wirbelsäule in die Länge und Ihre Schulterblätter tief. Das Körpergewicht lastet auf beiden Sitzbein- höckern. Halten Sie in jeder Hand eine Hantel, die Handrücken zeigen nach außen.

Mit dem nächsten Ausatmen lassen Sie Ihre Hände über den Boden nach außen gleiten und heben sie mit leicht gebeugten Ellbogen über die Seite bis auf Schulterhöhe an. Dabei zeigen die Handrücken zur Decke. Achten Sie darauf, dass die Schulterblätter nicht angeho- ben werden, sondern die Wirbelsäule entlang nach unten gleiten. Schieben Sie Ihren Hinter- kopf bewusst in die Länge nach oben in Rich- tung Decke. Sie atmen ein.

2 Mit dem nächsten Ausatmen aktivieren Sie Ihr Powerhouse, strecken Ihre Wirbelsäule in

die Länge und drehen den Oberkörper nach rechts. Dabei folgt der Kopf der Bewegung. Mit dem nächsten Einatmen drehen Sie Ihren Oberkörper wieder zurück zur Mitte. Wieder- holen Sie die Übung etwa 5-mal auf jeder Seite.

Mein Rat

Achten Sie darauf ...
- dass das Becken vorn bleibt und nicht der Drehung des Oberkörpers zur Seite folgt
- dass die vorderen Rippenbögen sich nicht nach oben anheben, sondern nach unten zum Becken geschoben werden
- dass die Wirbelsäule während der ge- samten Bewegung lang gestreckt bleibt

Hantel-Balance – Übungen für mehr Stabilität

Immer häufiger werden in Fitness-Studios und im Gesundheitsport die Menschen zum Wackeln gebracht. Balance-Training, von Experten auch sensomotorisches Training genannt, ist in aller Munde. Und tatsächlich: Das Aufrechterhalten des Gleichwichts in instabilen Positionen oder auf instabilen Unterlagen steigert die Trainingswirkungen deutlich. Mediziner verglichen die Effekte eines Krafttrainings mit denen eines Gleichgewichtstrainings bei Frauen. Nach zehn Wochen stellten die Experten bei den Testpersonen einen annähernd gleichen Kraftzuwachs der Muskulatur fest. Allerdings verbesserte sich bei den Frauen, die das Gleichgewichtstraining auf instabilen Unterlagen absolviert haben, zusätzlich die Balancefähigkeit und die Körperhaltung.

Sportwissenschaftler erklären den Wirkmechanismus des sensomotorischen Trainings mit einem verbesserten Zusammenspiel von Muskeln und Nervensystem. Sinnesfühler in den Muskeln, in Gelenken, in Sehnen und in der Haut kontrollieren – ohne dass wir etwas davon bewusst wahrnehmen – durchgängig unsere Körperposition und Haltung. Kommt es zu Schwankungen des Gleichgewichts, melden die Sensoren diese Störung sofort an das Zentrale Nervensystem. Dort werden die Ist-Werte mit den Soll-Werten verglichen, und innerhalb von Sekundenbruchteilen befiehlt das Nervensystem den Muskeln, mit Positionsveränderungen oder Muskelanspannungen reflexhaft zu reagieren. Das Balance-

Training verbessert die Qualität und die Geschwindigkeit, mit der diese Reize übermittelt werden. Hinzu kommt, dass beim sensomotorischen Training der ganze Körper in Spannung gebracht werden muss, um die Balance halten zu können. Dies trainiert vor allem die Tiefenmuskulatur. Und die ist wichtig, um den Rücken und die Gelenke zu stabilisieren und die Körpermitte zu festigen. Herkömmliche Workouts kräftigen dagegen vor allem die oberflächlichen Muskelschichten.

Stürze verhindern durch Kraft und Balance

Wer ein Balance-Training mit einem Hantel-Workout kombiniert, schlägt also gleich zwei Fliegen mit einer Klappe. Einerseits werden das Zusammenspiel von Muskeln und Nervensystem sowie die Balance und die Körperhaltung trainiert, und auf der anderen Seite werden durch gezielte Hantelübungen die Muskeln gekräftigt.

In wissenschaftlichen Studien ist nachgewiesen worden, dass die Kombination von Balance-Training und Muskeltraining noch viel mehr kann. Es ist deutlich geworden, dass dadurch Stürze verhindert werden können. Denn: Wenn älter werdende Menschen stürzen, dann liegt das vor allem an nachlassender Muskelkraft und geringer werdender Gleichgewichtsfähigkeit. Ohne ein spezielles Training lassen diese Fähigkeiten im Laufe des Älterwerdens nach. Wer jedoch seine Muskelkraft stärkt, vor allem die Kraft der Oberschenkel, des Rumpfes und der Arme, und gleichzeitig die Balance trainiert, der

kann damit die Funktionsfähigkeit des Körpers aufrechterhalten und Stürze verhindern.
Wählen Sie für die folgenden Übungen ein
mittelschweres Gewicht aus und wiederholen
Sie die Übungen etwa 10-mal.

Seitheben im Tandemstand

Stellen Sie sich in den Tandemstand: Dabei
werden beide Füße so hintereinander gestellt,
dass die Zehen des hinteren Fußes die Ferse
des vorderen Fußes berühren. In jeder Hand
befindet sich eine Hantel, die Handrücken
zeigen nach außen.

1 Versuchen Sie nun, das Gleichgewicht zu
halten und gleichzeitig die Arme mit leicht gebeugten Ellbogen bis auf Schulterhöhe langsam anzuheben – und genauso langsam auch
wieder zu senken.

Öffnen im Tandemstand

Gehen Sie wieder in den Tandemstand. Die
Arme werden nun mit den Hanteln so an den
Bauch gelegt, dass die Handrücken nach
außen zeigen.

2 Jetzt das Gleichgewicht halten und gleichzeitig die Arme langsam weit nach oben
öffnen. Dabei darauf achten, weder die Ell-
bogen- noch die Kniegelenke ganz durchzustrecken. Genauso langsam die Arme wieder
in die Ausgangsposition zurückführen.

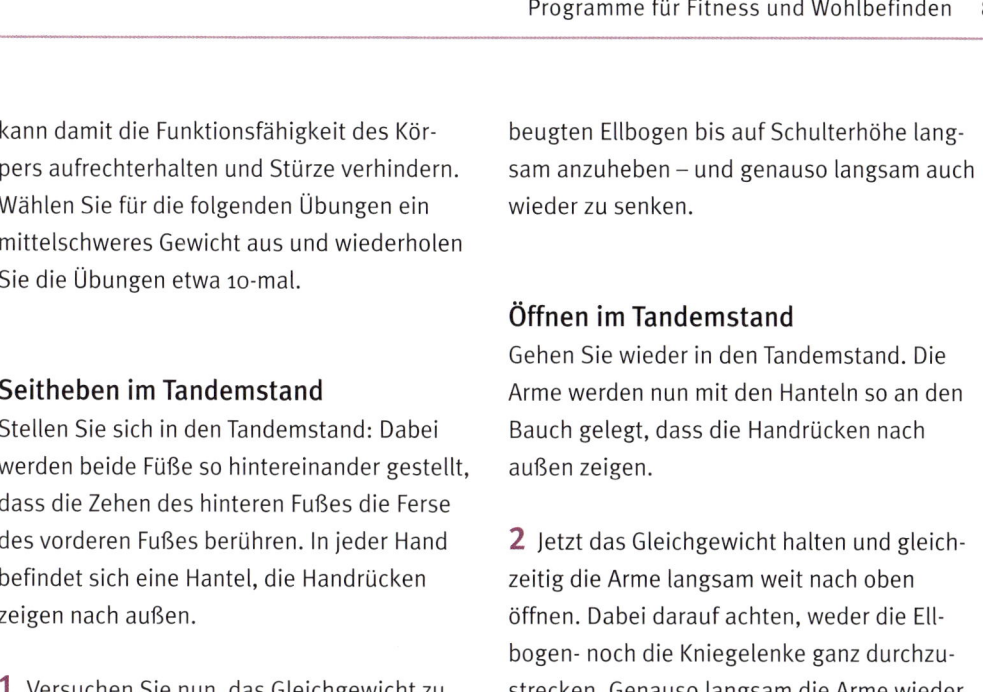

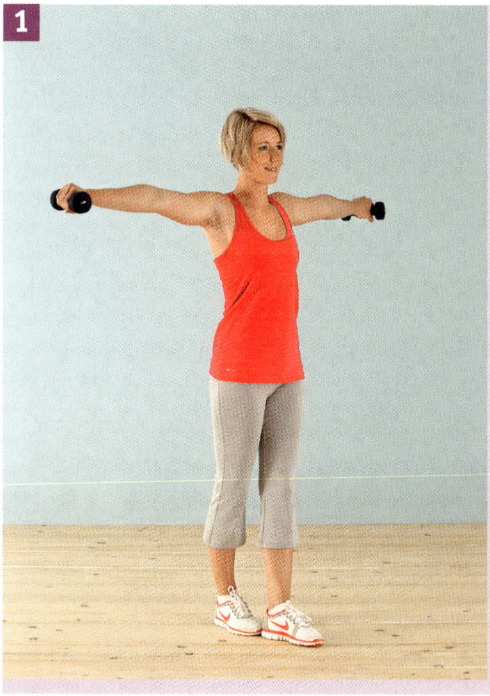

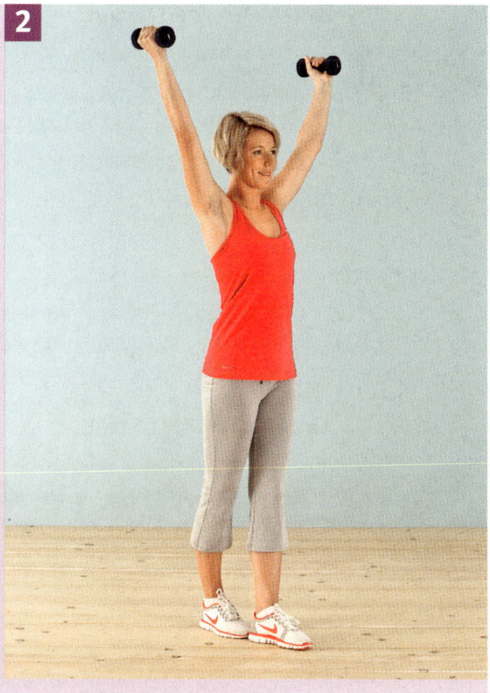

Tandem-Walking

1 Greifen Sie mit jeder Hand eine Hantel und gehen Sie so, dass immer ein Fuß mit der Ferse an die Fußspitze des hinteren Fußes angesetzt wird. Winkeln Sie bei jedem Schritt den diagonalen Arm im Ellbogen an und ziehen Sie den Unterarm an den Oberarm heran.

Fersen hoch und Bizeps-Curl

Gehen Sie in die breite Grätsche und drehen Sie Ihre Füße etwas nach außen. Die Knie sind gebeugt und befinden sich senkrecht über den Fußgelenken.
Sie halten in jeder Hand eine Hantel im Untergriff. Ziehen Sie den Bauchnabel nach innen ein und senken Sie den Po nach hinten und unten.

2 Nun beide Fersen vom Boden abheben und gleichzeitig die Unterarme mit den Hanteln an die Oberarme heranführen. Achten Sie darauf, dass Sie das Gleichgewicht halten, dass der Rücken gerade bleibt und dass die Schultern nach unten bewegt werden.

Training auf instabilen Unterlagen

Für die nächsten Übungen benötigen Sie eine instabile Unterlage, eine wackelige Unterlage, auf der Sie stehen können. Diese sind in vielen verschiedenen Ausführungen im Sportfachhandel erhältlich. Falls Sie sich nicht extra eine instabile Unterlage anschaffen wollen, können Sie auch einfach Ihre Matte zusammenrollen. Dadurch entsteht eine wackelige Auflagefläche, die Sie für das Balance-Training gut benutzen können. Je enger Sie Ihre Matte zusammenrollen, umso instabiler und umso herausfordernder wird das Training für Sie. Üben Sie auf dicken, rutschfesten Socken. Räumen Sie alles aus dem Weg, an dem Sie sich stoßen könnten, falls Sie einmal die Balance verlieren sollten. Wiederholen Sie die Übungen auf der instabilen Unterlage 10-mal. Machen Sie nur einen Durchgang. Steigen Sie nach den 10 Wiederholungen von der Wackelfläche ab. Lockern Sie in der aktiven Pause Ihre Beine und Arme gut aus.

Zu Ihrer Sicherheit

Das Training auf diesen »Wackelflächen« ist herausfordernder und anstrengender, als man vermutet. Falls Sie älter sind und spüren, dass Ihr Gleichgewichtsgefühl nicht mehr das Beste ist, sollten Sie mit einem Partner trainieren. Eine Person übt, während die andere daneben steht und sichert. Danach wird gewechselt. Führen Sie die Übungen nur dann durch, wenn Sie sich sicher genug fühlen. Ältere Menschen, die bereits sturzgefährdet sind, sollten die Übungen auf der instabilen Unterlage besser nicht durchführen.

Kniebeuge mit Hanteln

Stellen Sie sich mit etwa hüftbreit geöffneten Beinen auf Ihre instabile Unterlage. Die Knie sind leicht gebeugt und sie befinden sich senkrecht über den Fußgelenken. Die Hanteln im Neutralgriff halten, die Arme sind seitlich neben dem Körper.

3 Nun die Knie beugen und den Po nach hinten und unten senken und gleichzeitig die Arme nach oben anheben, bis die Arme in Verlängerung der Wirbelsäule lang ausgestreckt sind. Achten Sie darauf, dass Sie Ihre Knie nicht nach vorn über die Fußspitzen hinausschieben. Der Rücken bleibt ganz gerade, der Nacken ist lang, die Schulterblätter nach unten bewegen. Halten Sie diese Position einige Sekunden lang. Ganz langsam die Arme senken und die Knie wieder strecken.

Diese Übung ist anstrengender und herausfordernder als man das auf den ersten Blick vermutet. Steigen Sie zwischendurch von der Unterlage ab, wenn Sie spüren, dass Ihre Kraft und Konzentration nachlassen.

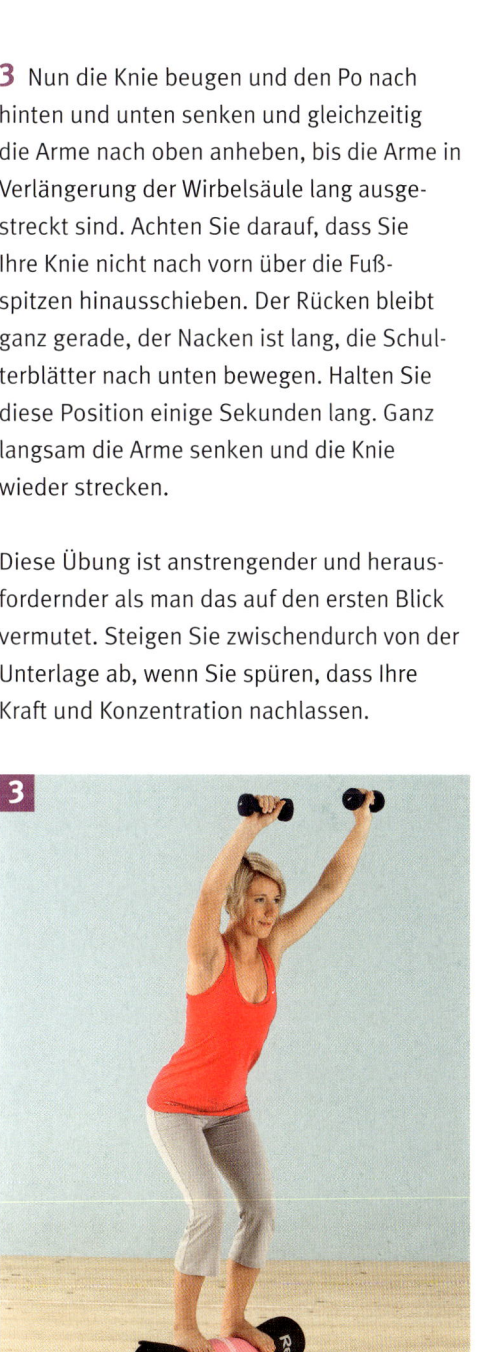

Auf die Zehenspitzen

Stellen Sie sich mit hüftbreit geöffneten Beinen auf die instabile Unterlage. Die Knie sind leicht gebeugt und befinden sich senkrecht über den Fußgelenken. Die Hanteln mit leicht gebeugten Ellbogen im Obergriff vor dem Körper halten.

1 Nun die Fersen nach oben anheben. Gleichzeitig die Arme mit den Hanteln nach vorn bis auf Schulterhöhe anheben. Dabei bleiben die Ellbogen leicht gebeugt und die Schulterblätter ziehen tief nach unten. Halten Sie diese Position einige Sekunden lang und versuchen Sie dabei die Balance zu halten. Dann die Fersen wieder aufsetzen und gleichzeitig die Arme nach unten sinken lassen.

Die Fußspitze tippen

Bei dieser Übung wird durch das Tippen mit der Fußspitze auf den Boden der Körperschwerpunkt verlagert. Dies trainiert das dynamische Gleichgewicht.
Stellen Sie sich mit etwa hüftbreit geöffneten Beinen auf Ihre instabile Unterlage. Die Knie sind leicht gebeugt. Sie befinden sich senkrecht über den Fußgelenken. Die Hanteln im Neutralgriff halten, die Arme befinden sich seitlich neben dem Körper.

2 Verlagern Sie nun das Gewicht auf den rechten Fuß, tippen Sie mit der linken Fußspitze auf den Boden und heben Sie gleichzeitig den rechten Arm weit nach oben und außen an. Dabei zeigt der Handrücken nach hinten.

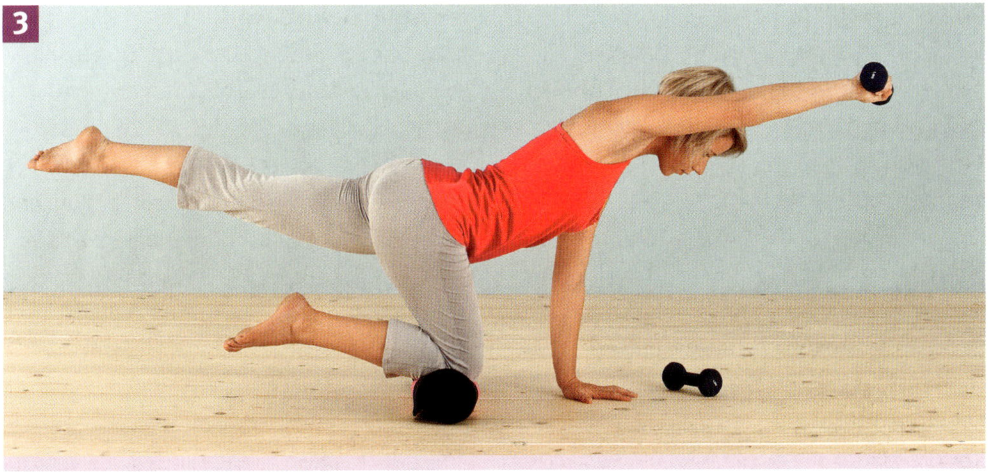

Dann den rechten Fuß wieder auf der Unterlage abstellen und den Arm an den Körper heranführen. Jetzt tippt die rechte Fußspitze auf den Boden und gleichzeitig wird der linke Arm nach schräg oben außen angehoben. Beides wieder zurückführen. Weiter geht's immer im Wechsel.

Die Balance-Katze

Gehen Sie in den Vierfüßer-Stand. Beide Knie werden auf der instabilen Unterlage aufgestellt. Die Hände befinden sich vor der Unterlage auf dem Boden.

3 Ziehen Sie den Bauchnabel nach innen und oben ein, richten Sie Ihren Blick auf den Boden. Nun das linke Knie von der Unterlage lösen und das linke Bein lang nach hinten ausstrecken. Gleichzeitig wird der rechte Arm mit der Hantel nach vorn angehoben und lang ausgestreckt. Heben Sie das Bein und den Arm bis auf Höhe des Rückens an. Wenn Sie

das Gefühl haben, die Balance sicher halten zu können, können Sie nun versuchen, die rechte Fußspitze vom Boden zu lösen und nach oben anzuheben. Halten Sie für einige Sekunden lang das Gleichgewicht. Nun Arm und Bein wieder zurückführen und dann gegengleich das rechte Bein und den linken Arm mit Hantel bis auf Rückenhöhe anheben. Halten Sie das Gleichgewicht und versuchen Sie, die linke Fußspitze vom Boden zu lösen. Immer im Wechsel über die Diagonale Arm und Bein anheben, einige Sekunden lang die Balance halten und wieder senken.

Hantel vom Boden aufheben

Stellen Sie sich auf die instabile Unterlage, eine Hantel liegt auf dem Boden davor. Nun das Gleichgewicht halten, in die Hocke gehen und die Hantel vom Boden aufheben. Stellen Sie sich wieder aufrecht hin. Danach die Hantel wieder auf den Boden legen und wieder in die Aufrichtung gehen.

Schritt zurück

Stellen Sie sich mit hüftbreit geöffneten Beinen auf die Matte. Die Knie sind leicht gebeugt. Halten Sie in jeder Hand eine Hantel im Obergriff vor dem Körper.

1 Nun den rechten Fuß von der Matte nach hinten auf den Boden setzen, die Ferse bleibt jedoch angehoben und berührt den Boden nicht. Gleichzeitig werden beide Arme in einem Halbkreis über den Kopf nach oben angehoben, bis die Arme sich in Verlängerung des Rückens befinden. Der Handrücken zeigt nach hinten. Die Ellbogen bleiben etwas gebeugt. Dann den rechten Fuß wieder auf die Unterlage stellen und die Arme nach unten absenken.

Jetzt den linken Fuß von der Unterlage heben und gegengleich die Übung wiederholen.

Rückenhalte

2 Setzen Sie beide Knie auf die instabile Unterlage auf. Sie halten in jeder Hand eine Hantel. Nun den geraden Rücken nach vorn verlagern. Dabei bleibt der Nacken lang und die Schulterblätter werden an die Wirbelsäule herangezogen. Die Arme befinden sich eng am Körper, die Handrücken zeigen nach unten. Wenn Sie in dieser Position die Balance gut halten können, versuchen Sie beide Fußspitzen vom Boden zu lösen. Einige Sekunden das Gleichgewicht aufrechterhalten.

Stichwortverzeichnis

Über die Autorin

Petra Regelin ist Diplom-Sportwissenschaftlerin und ausge-bildete Journalistin. Sie ist Referentin für Fitness und Gesund-heitssport des Deutschen Turner-Bundes in Frankfurt und Fitness-Expertin für das Magazin »BRIGITTE«. Sie entwickelt Bewegungsprogramme, berät Vereine und Verbände und kon-zipiert und leitet Aus- und Fortbildungen.
Petra Regelin ist Buchautorin und hat zahlreiche Beiträge in Fachzeitschriften und Publikumsmagazinen veröffentlicht. Sie hat langjährige Unterrichtserfahrung in Fitnesskursen und im Gesundheitssport.

**Bibliografische Information der
Deutschen Nationalbibliothek**

Die Deutsche Nationalbibliothek verzeichnet
diese Publikation in der Deutschen National-
bibliografie; detaillierte bibliografische Daten
sind im Internet über http://dnb.d-nb.de
abrufbar.

2., neu bearbeitete Auflage (Neuausgabe)

BLV Buchverlag GmbH & Co. KG
80797 München

© 2011 BLV Buchverlag GmbH & Co. KG,
München

Bildnachweis:
Alle Fotos von Ulli Seer

Grafik: Jörg Mair, München

Umschlagfotos:
Vorderseite: Strandperle/Radius Images
Rückseite: Ulli Seer

Lektorat: Maritta Kremmler, Dr. Marion Ónodi
Herstellung: Angelika Tröger
DTP: Satz+Layout Peter Fruth GmbH, München

Gedruckt auf chlorfrei gebleichtem Papier

Printed in Germany
ISBN 978-3-8354-0766-4

Hinweis
Das vorliegende Buch wurde sorgfältig er-
arbeitet. Dennoch erfolgen alle Angaben
ohne Gewähr. Weder Autorin noch Verlag
können für eventuelle Nachteile oder
Schäden, die aus den im Buch vorge-
stellten Informationen resultieren, eine
Haftung übernehmen.

Einfach, intensiv, wirkungsvoll: das Schnellprogramm

CARLA BENNINI

blv

Bauch-weg-Quickies
Die besten Übungen für einen flachen Bauch

Carla Bennini
Bauch-weg-Quickies
Kleine Trainingseinheiten – große Wirkung: effiziente Übungen
für einen flachen Bauch und einen starken Rücken · Und dazu:
Kurzprogramme für Eilige, Anregungen zum Üben im Alltag und
viele Tipps zum dauerhaften Abnehmen.
ISBN 978-3-8354-0719-0